Introduzione alla Fitoterapia: Un Viaggio millenario attraverso le Cure Naturali

La fitoterapia, letteralmente "cura con le piante", affonda le sue radici nei millenni, rappresentando una delle prime forme di medicina impiegata dall'uomo. Fin dall'alba dei tempi, l'essere umano ha stretto un legame profondo con il regno vegetale, riconoscendo nelle piante una fonte di nutrimento e salute.

Le origini: Un legame primordiale con la natura

L'osservazione attenta degli animali, che si nutrivano di erbe e piante per curarsi, ha probabilmente stimolato l'uomo a sperimentare le proprietà benefiche del mondo vegetale. Inizialmente, l'utilizzo delle piante era guidato dall'istinto e dall'empirismo, tramandandosi di generazione in generazione attraverso la tradizione orale.

La fitoterapia nella storia: Una ricchezza di conoscenze

Le antiche civiltà, come quelle egizia, sumera, indiana e cinese, svilupparono sistemi medici complessi che includevano l'uso estensivo di piante medicinali. Testi come il Pen Ts'ao cinese (2800 a.C.) e il papiro di Ebers egizio (1500 a.C.) rappresentano le prime testimonianze scritte dell'utilizzo sistematico di erbe a scopo terapeutico.

La fitoterapia moderna: Un ponte tra tradizione e scienza

La fitoterapia moderna nasce dall'incontro tra le conoscenze tradizionali e l'approccio scientifico. L'analisi chimica e la ricerca clinica hanno permesso di identificare i principi attivi contenuti nelle piante e di validarne l'efficacia terapeutica.

Oggi, la fitoterapia vanta un ricco bagaglio di conoscenze che integra la tradizione di diverse culture, tra cui la medicina tradizionale cinese, l'ayurveda e la fitoterapia occidentale. L'OMS (Organizzazione Mondiale della Sanità) riconosce l'importanza della fitoterapia e il suo ruolo nella medicina complementare e alternativa.

Le tre grandi medicine: Un patrimonio di conoscenza

La fitoterapia moderna si basa principalmente su tre grandi tradizioni:

1. **Fitoterapia della medicina tradizionale cinese:** Una medicina millenaria che considera l'uomo in armonia con l'universo e utilizza erbe e altri elementi naturali per riequilibrare l'energia vitale (Qi).

2. **Fitoterapia della medicina ayurvedica:** Una medicina indiana che si fonda sul principio dell'equilibrio tra i tre dosha (costituzioni): Vata, Pitta e Kapha. Le erbe sono utilizzate per ripristinare questo equilibrio.

3. **Fitoterapia occidentale:** Si basa sull'utilizzo di piante medicinali autoctone dell'Europa e del bacino mediterraneo. È caratterizzata da un approccio

scientifico e rigoroso nello studio delle proprietà curative delle piante.

L'integrazione delle conoscenze di queste tre grandi medicine ha permesso di ampliare considerevolmente il panorama della fitoterapia moderna, offrendo una vasta gamma di soluzioni terapeutiche naturali.

La Fitoterapia: un viaggio attraverso il tempo

L'utilizzo delle piante per scopi terapeutici affonda le sue radici nella notte dei tempi, rappresentando una delle prime forme di medicina impiegata dall'uomo. Le testimonianze più antiche, risalenti ad oltre il quarto millennio avanti Cristo, provengono dall'Egitto, ma anche Cina, Tibet e India vantano una ricca tradizione fitoterapica.

Tra i reperti più significativi troviamo il "Pen Tsao", un testo cinese del terzo millennio avanti Cristo che descrive circa mille piante e rimedi naturali. Questo antico erbario rappresenta un vero e proprio tesoro di conoscenza, testimonianza del profondo legame tra l'uomo e il mondo vegetale in chiave terapeutica.

Un patrimonio di conoscenza che attraversa i millenni

La fitoterapia ha accompagnato l'umanità lungo il corso della storia, evolvendosi e arricchendosi di nuove conoscenze. Ogni cultura ha sviluppato il proprio sistema di medicina basato sulle piante, tramandando di generazione in generazione un prezioso patrimonio di conoscenze empiriche.

L'eredità della fitoterapia: un ponte tra passato e presente

Oggi, la fitoterapia si inserisce a pieno titolo nel panorama medico, offrendo un approccio naturale e spesso complementare alla medicina tradizionale. L'utilizzo di rimedi fitoterapici, frutto di secoli di esperienza e ricerca scientifica, rappresenta una valida alternativa per la cura di diverse patologie e per il mantenimento del benessere psicofisico.

La fitoterapia nell'Antico Egitto e in Assiria: le prime testimonianze scritte

Come abbiamo visto, l'utilizzo di piante per scopi terapeutici affonda le sue radici nella storia antica. Tra le prime testimonianze scritte troviamo:

- **Papiro di Ebers (1500 a.C.):** Questo documento egiziano descrive decine di erbe medicinali e le loro applicazioni per il trattamento di diverse patologie.
- **Testi assiri (650 a.C.):** Anche la civiltà assira vantava una ricca tradizione fitoterapica, come dimostrano i testi ritrovati che descrivono l'utilizzo di diverse piante medicinali.

La fitoterapia nel mondo greco e romano

La conoscenza dell'utilizzo delle piante per scopi terapeutici si diffuse anche nel mondo greco e romano, dando vita a importanti opere che hanno tramandato queste conoscenze fino ai giorni nostri. Tra i testi più significativi ricordiamo:

- **"Erbario Greco" di Dioscoride (I secolo d.C.):** Un'opera completa che descrive oltre 600 piante medicinali, le loro proprietà e i loro usi terapeutici.
- **"Storia Naturale" di Plinio il Vecchio (I secolo d.C.):** Un'enciclopedia che include anche una sezione dedicata alle piante medicinali e alle loro proprietà.

Questi antichi testi rappresentano una preziosa fonte di informazioni sulla fitoterapia dell'epoca, permettendoci di comprendere l'importanza che le piante medicinali rivestivano nelle culture antiche.

L'eredità della fitoterapia: un ponte tra passato e presente

La fitoterapia, con la sua lunga storia e la sua comprovata efficacia, continua ad essere una valida alternativa o un complemento alla medicina tradizionale. L'utilizzo di rimedi fitoterapici, frutto di secoli di esperienza e ricerca scientifica, offre un approccio naturale per la cura di diverse patologie e per il mantenimento del benessere psicofisico.

Diocle di Caristo e Teofrasto di Ereso: pionieri della botanica

La fitoterapia, come abbiamo visto, è una disciplina con radici antiche. Tra i primi studiosi che si dedicarono allo studio delle piante medicinali troviamo due figure di spicco:

Diocle di Caristo (350 a.C.)

- Medico ateniese, considerato il padre dell'erboristeria.
- Autore del primo erbario di cui si abbia notizia.
- Le sue opere, purtroppo, non sono pervenute ai giorni nostri.

Teofrasto di Ereso (371-287 a.C.)

- Allievo di Diocle di Caristo.
- Noto come "il padre della botanica".
- Autore di una vasta opera di carattere botanico, tra cui spicca l'Historia Plantarum ("Storia delle piante").
- L'Historia Plantarum, composta da nove libri, descrive oltre 450 specie vegetali, fornendo dettagli sulla loro morfologia, habitat e proprietà medicinali.
- Quest'opera rappresenta un importante punto di riferimento per la botanica e la fitoterapia, offrendo una visione sistematica del mondo vegetale.

L'eredità di Diocle e Teofrasto ha posto le basi per lo sviluppo della botanica e della fitoterapia, contribuendo a consolidare il ruolo delle piante medicinali nella storia della medicina.

Mitridate VI Eupatore e Crateva: figure chiave nella storia dell'erbario

La storia dell'erbario è ricca di figure importanti che hanno contribuito al suo sviluppo e alla sua diffusione. Tra queste, meritano particolare menzione:

Mitridate VI Eupatore (132-63 a.C.)

- Re del Ponto, noto per la sua passione per la medicina e per la sua conoscenza delle piante medicinali.
- Secondo la leggenda, Mitridate VI elaborò un antidoto contro i veleni, conosciuto come "Mitridato", che conteneva diverse erbe medicinali.
- La sua figura è legata alla diffusione della conoscenza delle piante medicinali nel mondo ellenistico e romano.

Crateva (I secolo a.C.)

- Medico di Mitridate VI Eupatore.
- Secondo Dioscoride, Crateva fu il primo a compilare un erbario corredato di immagini, rivoluzionando il modo di descrivere e classificare le piante medicinali.
- L'opera di Crateva ha avuto un'influenza significativa sullo sviluppo dell'erbario come strumento di studio e di ricerca.

L'apporto di Mitridate VI Eupatore e Crateva ha contribuito in modo significativo all'evoluzione dell'erbario, consolidando il suo ruolo nella storia della medicina e della botanica.

Dioscoride e il "De Materia Medica": un pilastro della conoscenza fitoterapica

La fitoterapia vanta una lunga storia, ricca di figure importanti che hanno contribuito a consolidare il ruolo delle piante medicinali nella cura delle malattie. Tra queste personalità spicca il medico greco Dioscoride, autore di un'opera monumentale che ha influenzato la medicina per secoli.

Dioscoride e il "De Materia Medica"

- **Dioscoride Pedanio (I secolo d.C.):** Medico, botanico e farmacologo greco, vissuto ai tempi dell'imperatore Nerone.
- **De Materia Medica:** La sua opera più celebre, un trattato enciclopedico sulle sostanze medicinali di origine vegetale, animale e minerale.
- **Illustrazione delle virtù terapeutiche:** Il "De Materia Medica" descrive oltre 600 piante medicinali, fornendo dettagli sulla loro origine, aspetto, proprietà e usi terapeutici.
- **Influenza millenaria:** Quest'opera ha rappresentato il punto di riferimento per la conoscenza fitoterapica in Occidente e in Oriente per oltre un millennio, dal Medioevo fino all'avvento della farmacologia chimica.

L'importanza del "De Materia Medica" risiede nella sua completezza e accuratezza.

Dioscoride ha raccolto e sistematizzato il sapere medico dell'epoca, integrandolo con le sue osservazioni e scoperte. La sua opera ha contribuito a diffondere la conoscenza delle piante medicinali e a promuovere il loro utilizzo nella pratica medica.

Un'eredità ancora attuale

Sebbene la farmacologia moderna abbia fatto passi da gigante, il "De Materia Medica" conserva un valore storico e scientifico inestimabile. L'opera di Dioscoride continua ad essere studiata e consultata da studiosi e professionisti della fitoterapia, che ne traggono spunti e ispirazione per la ricerca e la pratica clinica.

Il "De Materia Medica": un'opera completa e dettagliata

Il "De Materia Medica" di Dioscoride rappresenta un'opera monumentale che ha avuto un'influenza profonda sulla conoscenza e l'utilizzo delle piante medicinali per secoli. La sua struttura e il contenuto offrono una panoramica completa della fitoterapia dell'epoca.

Struttura e contenuti

Il trattato è diviso in cinque libri, ognuno dedicato a specifiche categorie di sostanze medicinali:

1. **Libro I:** "Le sostanze aromatiche": Questo libro descrive 27 piante e droghe medicinali, 16 oli, 25 unguenti, 19 resine e catrami, 37 alberi e arbusti, 32 frutti medicinali e commestibili.
2. **Libri II-IV:** "Le sostanze medicamentose": Questi libri descrivono in dettaglio circa 600 piante medicinali, raggruppate per affinità botanica o terapeutica. Per ogni pianta, Dioscoride fornisce informazioni sulla sua origine, aspetto, proprietà e usi terapeutici.
3. **Libro V:** "Le sostanze animali e minerali": Questo libro tratta le sostanze medicinali di origine animale e minerale, come veleni, antidoti, minerali e prodotti apistici.

Un'opera pionieristica

L'accuratezza e la completezza delle descrizioni di Dioscoride, insieme alla sua capacità di sintesi e analisi, rendono il "De Materia Medica" un'opera pionieristica nel campo della fitoterapia. L'influenza di questo trattato è stata immensa, sia in Occidente che in Oriente, dove è stato tradotto in diverse lingue e utilizzato come testo di riferimento per secoli.

L'eredità del "De Materia Medica"

Anche se la farmacologia moderna ha fatto passi da gigante, il "De Materia Medica" conserva un valore storico e scientifico inestimabile. L'opera di Dioscoride continua ad essere studiata e consultata da studiosi e professionisti della fitoterapia, che ne traggono spunti e ispirazione per la ricerca e la pratica clinica.

Il "De Materia Medica": un'analisi dettagliata dei contenuti

Il "De Materia Medica" di Dioscoride offre una panoramica completa della fitoterapia dell'epoca, descrivendo in dettaglio le proprietà e gli usi terapeutici di un vasto numero di piante medicinali. L'analisi dei contenuti dei diversi libri permette di apprezzare la ricchezza e la profondità di quest'opera.

La classificazione delle sostanze medicinali

Dioscoride classifica le sostanze medicinali in base alla loro origine:

- **Libro I:** Sostanze aromatiche (origine vegetale)
- **Libri II-IV:** Sostanze medicamentose di origine vegetale
- **Libro V:** Sostanze medicinali di origine animale e minerale

Questa suddivisione riflette la conoscenza scientifica dell'epoca e la consapevolezza del valore terapeutico di diverse categorie di sostanze.

Analisi dei contenuti dei libri

Entrando nello specifico dei contenuti dei libri II-IV, dedicati alle sostanze medicamentose di origine vegetale, possiamo osservare:

- **Libro II:** Descrizione di 77 sostanze di origine animale (alimenti o farmaci) e 100 piante alimentari.
- **Libro III:** Descrizione di 170 sostanze medicamentose di origine vegetale.
- **Libro IV:** Descrizione di 194 sostanze medicamentose di origine vegetale.

La suddivisione in due libri per le sostanze vegetali potrebbe essere dovuta alla vastità del materiale da trattare o all'intento di raggruppare le piante in base a criteri specifici, come la loro affinità botanica o le loro proprietà terapeutiche.

L'importanza del "De Materia Medica" per la conoscenza fitoterapica

L'opera di Dioscoride rappresenta un punto di riferimento fondamentale per la comprensione della fitoterapia antica. La sua accurata descrizione delle piante medicinali, le sue osservazioni sulle loro proprietà e i suoi consigli per l'utilizzo terapeutico hanno contribuito a diffondere la conoscenza e l'utilizzo delle erbe medicinali per secoli.

Il "De Materia Medica": un compendio completo della medicina antica

Il "De Materia Medica" di Dioscoride rappresenta un'opera monumentale che ha influenzato la medicina e la conoscenza delle piante medicinali per oltre un millennio. La sua struttura dettagliata e la varietà di argomenti trattati offrono una panoramica completa della medicina dell'epoca.

Il quinto libro: viticoltura, vini e minerali

L'ultimo libro del "De Materia Medica" si concentra su due importanti categorie di sostanze:

- **La vite e i vini:** 42 capitoli dedicati alla vite, alla coltivazione dell'uva, alla produzione del vino e alle sue proprietà terapeutiche.
- **I minerali:** 97 capitoli che descrivono le proprietà e gli usi terapeutici di diverse sostanze minerali, come pietre preziose, metalli e terre.

L'inclusione di questi argomenti sottolinea l'ampiezza di vedute di Dioscoride, che non si limitava solo alle piante medicinali ma si interessava anche ad altri aspetti della medicina e della salute.

Un'opera di riferimento per secoli

L'accuratezza delle descrizioni, la completezza delle informazioni e la capacità di sintesi di Dioscoride hanno reso il "De Materia Medica" un'opera di riferimento fondamentale per secoli. Tradotto in diverse lingue, questo trattato è stato utilizzato da medici, studiosi e farmacisti in tutto il mondo occidentale e orientale.

L'eredità del "De Materia Medica"

Anche se la medicina moderna ha fatto passi da gigante, il "De Materia Medica" conserva un valore storico e scientifico inestimabile. L'opera di Dioscoride continua ad essere studiata e consultata da studiosi e professionisti della fitoterapia, che ne traggono spunti e ispirazione per la ricerca e la pratica clinica.

L'evoluzione dell'erbario: da Parkinson a Gessner e Schauenberg

L'erbario ha avuto una lunga storia, arricchendosi di contributi significativi nel corso dei secoli. Dalla prima opera di Dioscoride, fino ai tempi moderni, la conoscenza delle piante medicinali si è evoluta e affinata, grazie al lavoro di studiosi e ricercatori.

John Parkinson e il "Theatrum Botanicum" (1640)

- Erborista inglese, autore di un'opera monumentale: il "Theatrum Botanicum".
- Descrizione di circa 30.000 piante, classificate secondo le loro proprietà terapeutiche.
- Un'opera di riferimento per la botanica e la fitoterapia del XVII secolo.

Durante Castore e l'"Herbario Novo" (1617)

- Farmacista e botanico italiano.
- Pubblica a Venezia nel 1617 l'"Herbario Novo".
- Un'opera che descrive le piante medicinali e le loro proprietà, con un'attenzione particolare alla flora italiana.

Otto Gessner (1974) e Schauenberg e Paris (1977)

- Studiosi moderni che hanno contribuito all'evoluzione dell'erbario.
- Le loro opere contengono classificazioni di numerose piante medicinali.

- Descrivono i principi attivi costituenti delle piante e la loro azione farmacologica.
- Un contributo importante alla conoscenza scientifica delle piante medicinali.

L'erbario come fonte di conoscenza e ispirazione

Le opere di Parkinson, Castore, Gessner e Schauenberg, insieme a molti altri erboristi e studiosi, rappresentano un patrimonio prezioso per la conoscenza delle piante medicinali. Queste opere non solo descrivono le piante e le loro proprietà, ma offrono anche spunti di riflessione e di indagine per la ricerca moderna.

Le origini della moderna Fitoterapia: il contributo della Scuola Medica Salernitana

La moderna Fitoterapia, ovvero l'utilizzo di piante medicinali a scopo terapeutico, affonda le sue radici nel periodo rinascimentale, ma è importante riconoscere il ruolo fondamentale svolto dalla Scuola Medica Salernitana nel Medioevo.

La Scuola Medica Salernitana: un faro del sapere medico

- **Nascita:** Tra il VII e l'VIII secolo d.C., la Scuola Medica Salernitana emerge come la più antica e importante istituzione per l'insegnamento e la pratica della medicina in Europa.
- **Carattere laico e internazionale:** A differenza delle scuole mediche dell'epoca, prevalentemente legate al clero, la Scuola Medica Salernitana era laica e attirava studenti da ogni parte del mondo conosciuto.
- **Insegnamento e confronto:** L'insegnamento era affidato a studiosi di diverse culture, favorendo il confronto e la verifica delle conoscenze mediche dell'epoca.
- **Fama e influenza:** La fama della scuola si diffuse in tutto il mondo, consolidando il ruolo di Salerno come centro di eccellenza medica.

L'orto botanico: un laboratorio a cielo aperto

- **Un patrimonio di conoscenza:** La Scuola Medica Salernitana possedeva un orto botanico ricco di piante medicinali, utilizzato per la didattica e la ricerca.
- **Studio e classificazione:** Gli studenti imparavano a riconoscere le piante, a coltivarle e a utilizzare le loro proprietà terapeutiche.
- **Diffusione del sapere:** L'orto botanico contribuiva alla diffusione della conoscenza delle piante medicinali in tutta Europa.

L'eredità della Scuola Medica Salernitana

L'influenza della Scuola Medica Salernitana sulla moderna Fitoterapia è innegabile. La sua impostazione laica, il suo approccio scientifico e il suo impegno nella ricerca hanno posto le basi per lo sviluppo della fitoterapia come disciplina medica riconosciuta.

Costantino l'Africano e l'influenza araba sulla Scuola Medica Salernitana

Nel IX secolo, la Scuola Medica Salernitana raggiunse il suo apice di fama, diventando un faro di conoscenza medica in tutta Europa. Il suo motto, "Civitas Hippocratica", rifletteva l'influenza di Ippocrate, padre della medicina occidentale, e la dedizione della scuola all'insegnamento e alla pratica della medicina.

Costantino l'Africano: un ponte tra culture

Un personaggio chiave in questo periodo di splendore fu Costantino l'Africano, un dotto cartaginese che si trasferì a Salerno e in seguito divenne monaco a Montecassino. La sua figura rappresenta l'incontro tra la cultura medica occidentale e quella araba.

- **Divulgazione della cultura araba:** Costantino l'Africano contribuì alla diffusione della conoscenza medica araba in Europa, traducendo dall'arabo al latino opere fondamentali come "L'Arte medica" di Galeno.
- **Influenza sulla fitoterapia:** La sua conoscenza delle piante medicinali arabe arricchì il bagaglio di conoscenze della Scuola Medica Salernitana, favorendo lo sviluppo della fitoterapia.

L'eredità di Costantino l'Africano

L'opera di Costantino l'Africano ebbe un impatto profondo sulla medicina europea del Medioevo. La sua traduzione dei testi arabi rese accessibile la conoscenza medica di quella cultura, contribuendo a un'epoca di scambio intellettuale e progresso scientifico.

La Scuola Medica Salernitana: protagonisti e opere

La Scuola Medica Salernitana ha avuto una storia lunga e ricca di protagonisti che hanno contribuito al suo prestigio e alla diffusione della conoscenza medica. Tra questi, ricordiamo:

Benvenuto Grafeo

- Medico e filosofo, vissuto nel XII secolo.
- Autore di diverse opere di medicina, tra cui il "Commentario ad artem Galeni" e il "Tractatus de pulsibus".
- Contribuì alla fama della Scuola Medica Salernitana per la sua erudizione e il suo impegno nella didattica.

Ruggero di Fugardo

- Medico e chirurgo, vissuto nel XII secolo.
- Autore del "Trattato di Chirurgia", un'opera innovativa per l'epoca che

descriveva tecniche chirurgiche e strumenti chirurgici.
- La sua opera contribuì a consolidare la reputazione della Scuola Medica Salernitana come centro di eccellenza per la chirurgia.

Il "Flos Medicinae" o "Regimen Sanitatis Salerni"

- Un trattato di medicina compilato nel XII secolo, noto anche come "Regimen Sanitatis Salernitanum".
- Raccolta di consigli e precetti per la conservazione della salute, basati sui principi della medicina galenica e ippocratica.
- Tradotto in diverse lingue, divenne un best seller in tutta Europa, contribuendo alla fama internazionale della Scuola Medica Salernitana.

L'eredità della Scuola Medica Salernitana

La Scuola Medica Salernitana ha svolto un ruolo fondamentale nella storia della medicina, favorendo la diffusione della conoscenza medica in Europa e contribuendo al progresso della scienza medica. Il suo metodo di insegnamento, basato sullo studio dei testi antichi e sulla pratica clinica, ha ispirato le università che si sono sviluppate nel corso del Medioevo.

L'eredità della Scuola Medica Salernitana: Montpellier, Bologna e Padova

La Scuola Medica Salernitana ha avuto un'influenza profonda sulla storia della medicina europea, dando vita a nuove istituzioni e contribuendo alla diffusione del sapere medico.

Montpellier: un'erede della tradizione salernitana

- **Fondazione:** L'Università di Montpellier, fondata nel XII secolo, è considerata da molti l'erede della Scuola Medica Salernitana.
- **Arnaldo da Villanova:** Medico e filosofo spagnolo (1240-1312 d.C.), considerato una figura di spicco dell'Università di Montpellier.
- **Spirito indipendente e ricerca:** Arnaldo da Villanova si distingueva per il suo spirito indipendente e il suo approccio innovativo alla medicina.
- **Proprietà solventi dell'alcool:** Tra i suoi contributi più importanti c'è la scoperta delle proprietà solventi dell'alcool e lo sviluppo di un metodo di estrazione dei principi attivi delle piante mediante macerazione in soluzione idroalcoolica.

Bologna e Padova: centri di eccellenza in Italia

- **Università di Bologna:** Fondata nel 1088, l'Università di Bologna è una delle più antiche università d'Europa e ha avuto un ruolo fondamentale nello sviluppo della medicina.
- **Università di Padova:** Fondata nel 1222, l'Università di Padova è diventata un centro di eccellenza per la medicina e la scienza durante il Rinascimento.

Il Rinascimento: un'epoca di rinnovamento

- **Risveglio culturale:** Il Rinascimento ha rappresentato un'epoca di grande fermento intellettuale e di riscoperta della cultura classica.
- **Scoperte geografiche:** Le nuove scoperte geografiche hanno ampliato gli orizzonti del sapere e hanno portato alla conoscenza di nuove piante medicinali.
- **Ricerca razionale e scientifica:** In questo contesto, l'uomo ha iniziato a cercare risposte razionali e scientifiche alle conoscenze basate sull'empirismo.

L'eredità di Salerno: un ponte tra passato e futuro

La Scuola Medica Salernitana ha posto le basi per lo sviluppo della medicina moderna. Il suo metodo scientifico, l'attenzione all'insegnamento e la valorizzazione della conoscenza hanno influenzato le università europee per secoli. L'eredità di Salerno continua ad ispirare la ricerca medica e la cura della salute umana.

Paracelso: un pioniere della medicina moderna

Paracelso, nato nel 1493 e scomparso nel 1541, è stato una figura rivoluzionaria nel panorama medico del XVI secolo. La sua visione olistica dell'uomo e il suo approccio innovativo alla fitoterapia hanno posto le basi per la medicina moderna.

Il padre della moderna Fitoterapia rinnovata

- **Isolamento della quintessenza:** Paracelso credeva che le piante contenessero una "quintessenza", l'elemento essenziale che conferiva loro le proprietà curative.
- **Fitocomplesso vs. principio attivo:** In contrasto con l'approccio riduzionista dell'epoca, Paracelso sosteneva che l'azione terapeutica delle piante derivasse dal fitocomplesso, l'insieme dei principi attivi e delle altre sostanze contenute nella pianta, e non da un singolo principio attivo isolato.

Aforismi di grande attualità

- **"La natura causa e cura le malattie"**: Quest'aforisma riflette la visione olistica di Paracelso, che considerava l'uomo come un'unità indivisibile di corpo, mente e spirito. La malattia, secondo lui, era il risultato di uno squilibrio nell'organismo e la cura doveva mirare a ristabilire l'equilibrio naturale.
- **"Sola dosis facit venenum"**: Questo principio, noto come canone fondamentale della Farmacognosia, sottolinea che la dose determina l'effetto di una sostanza. Una sostanza che in dosi adeguate può avere un effetto benefico, in dosi eccessive può diventare tossica.

L'eredità di Paracelso

Le idee di Paracelso hanno avuto un impatto significativo sulla medicina, ponendo le basi per la moderna fitoterapia e per un approccio più olistico alla cura della salute. La sua visione dell'uomo e della natura continua ad ispirare medici e studiosi di oggi.

Paracelso e la dottrina delle signature: un ponte tra magia e scienza

Paracelso, figura poliedrica del XVI secolo, è considerato il precursore della iatro-chimica, una disciplina che univa la medicina all'analisi chimica dei minerali. Il suo approccio innovativo alla fitoterapia e la sua visione olistica dell'uomo hanno influenzato profondamente la medicina moderna.

La dottrina delle signature: una magia scientifica?

- **Similitudine e analogia:** Paracelso osservava attentamente la natura e individuava similitudini tra le forme, i colori e la morfologia delle piante e degli organi del corpo umano.
- **"Trattato delle Segnature":** In quest'opera, Paracelso descrive la "dottrina delle signature", secondo cui le caratteristiche esterne di una pianta rivelano le sue proprietà curative.
- **Similia similibus curentur:** Questa dottrina anticipa il principio dell'omeopatia di Hahnemann, basato sul principio "similia similibus curentur" (i simili si curano con i simili).

Paracelso: un pioniere della medicina moderna

La dottrina delle signature, seppur basata su osservazioni analogiche e non su prove scientifiche rigorose, ha contribuito a stimolare l'interesse per le proprietà curative delle piante.

- **Ricerca e sperimentazione:** Paracelso non si limitava all'osservazione, ma conduceva esperimenti e preparava rimedi a base di erbe.
- **Approccio olistico:** La sua visione dell'uomo come un'unità di corpo, mente e spirito ha influenzato lo sviluppo di una medicina più completa.

L'eredità di Paracelso

Le idee di Paracelso, pur non sempre scientificamente valide, hanno avuto un impatto significativo sulla medicina, ponendo le basi per la moderna fitoterapia e per un approccio più olistico alla cura della salute. La sua curiosità e il suo spirito innovativo continuano ad ispirare medici e ricercatori di oggi

Leonardo da Vinci e la botanica: un genio a tutto tondo

Leonardo da Vinci, figura poliedrica e geniale del Rinascimento, non si limitò alle arti figurative, ma si dedicò anche allo studio della botanica con un approccio scientifico e osservativo.

Un'attenta osservazione della natura

- **Studio della linfa e delle foglie:** Leonardo era affascinato dai meccanismi interni delle piante e studiò il percorso della linfa, la disposizione delle foglie nelle diverse specie, e la loro relazione con l'ambiente.
- **Ricerca dei principi attivi:** Spinto dalla sua curiosità, Leonardo cercò di isolare i principi attivi di alcune piante, anticipando di secoli la moderna farmacognosia.

I primi orti botanici: un passo avanti nella conoscenza

- **Padova:** Nello stesso periodo di Leonardo, a Padova nacque il primo giardino orto botanico, fondato da studiosi come Anguillara, Guillandini e Falloppio.
- **Pisa e Bologna:** Seguirono gli orti botanici di Pisa e Bologna, che divennero centri di studio e ricerca sulla flora e la sua applicazione in medicina.

L'eredità di Leonardo

Le osservazioni botaniche di Leonardo, seppur non formalizzate in un trattato completo, hanno lasciato un'impronta significativa nella storia della botanica. La sua capacità di coniugare l'arte con la scienza ha ispirato le generazioni successive e ha contribuito allo sviluppo di una visione più completa e interdisciplinare del mondo naturale.

Carlo Linneo e la rivoluzione della sistematica vegetale

Carlo Linneo, botanico svedese del XVIII secolo, è considerato il padre della moderna tassonomia vegetale. Il suo lavoro ha avuto un impatto rivoluzionario sulla classificazione e identificazione delle piante, gettando le basi per il sistema di nomenclatura binomiale che utilizziamo ancora oggi.

Il "Systema Naturae": un'opera monumentale

- **Classificazione basata sulla struttura fiorale:** Linneo utilizzò la distribuzione dei sessi nei fiori e le caratteristiche degli organi maschili come principi distintivi per la classificazione delle piante.
- **Crittogame vs. Fanerogame:** La sua opera monumentale, il "Systema Naturae", divise il regno vegetale in due grandi branche: le Crittogame, con stami e pistilli invisibili a occhio nudo, e le Fanerogame, nelle quali tali organi sono ben visibili.
- **23 classi di Fanerogame:** Linneo suddivise a sua volta le Fanerogame in 23 classi, basandosi sulle loro differenze morfologiche.

L'eredità di Linneo

- **Nomenclatura binomiale:** Linneo introdusse il sistema di nomenclatura binomiale, assegnando a ogni specie un nome composto da due termini: il genere e l'epiteto specifico.

- **Sistema gerarchico:** Creò un sistema gerarchico di classificazione, dividendo il regno vegetale in categorie sempre più specifiche: regno, divisione, classe, ordine, famiglia, genere e specie.
- **Fondamento della tassonomia moderna:** Il lavoro di Linneo ha posto le basi per la tassonomia moderna, il sistema di classificazione scientifica degli organismi viventi.

L'influenza di Linneo sulla botanica

L'opera di Linneo ha avuto un'influenza profonda sulla botanica e sulla biologia in generale. Il suo sistema di classificazione ha permesso di organizzare e comprendere la diversità del mondo vegetale, facilitando la sua identificazione e lo studio. La sua eredità continua ad ispirare i botanici di oggi e la sua opera rimane un punto di riferimento fondamentale per la tassonomia vegetale.

Claude Bergeret e Max Tétau: Pionieri del Sinergismo Vegetale

Effettivamente, Claude Bergeret e Max Tétau sono stati figure di spicco nel campo della medicina naturale, rivalutando il concetto di azione delle piante medicinali.

Invece di focalizzarsi unicamente sui principi attivi isolati, Bergeret e Tétau proposero un approccio olistico, sottolineando l'importanza del **sinergismo** tra i vari componenti vegetali.

Secondo questa visione, l'azione terapeutica di una pianta deriva dall'interazione tra i suoi diversi elementi, che insieme creano un effetto complessivo superiore alla somma delle singole parti.

Il loro contributo

Il lavoro di Bergeret e Tétau ha portato a un'evoluzione significativa nella fitoterapia, introducendo concetti come:

- **Fitoterapia complessa:** L'utilizzo di miscele di piante diverse per sfruttare le loro azioni sinergiche.
- **Estrazione integrale:** La preparazione di estratti che preservano l'intera gamma di composti vegetali, non solo i principi attivi isolati.
- **Metodi di diluizione e dinamizzazione:** Tecniche specifiche per potenziare l'azione terapeutica delle piante.

Il loro impatto

Le idee di Bergeret e Tétau hanno avuto un impatto profondo sulla medicina naturale, influenzando notevolmente la pratica della fitoterapia e contribuendo alla sua diffusione.

Ancora oggi, il loro lavoro rappresenta un punto di riferimento per chi si avvicina alla cura con le piante, ponendo l'accento sul rispetto dell'integrità vegetale e sull'importanza del sinergismo per ottenere risultati ottimali.

La Botanica Farmaceutica: Un'immersione nel mondo vegetale con finalità terapeutiche

La botanica farmaceutica è un'affascinante branca della botanica che si concentra sullo studio delle piante con un occhio di riguardo alle loro proprietà terapeutiche. Essa va oltre la semplice descrizione morfologica e funzionale delle piante, approfondendo la conoscenza delle specie che hanno un potenziale impiego nel campo della medicina.

Il fascino della tassonomia vegetale

Le piante, elementi fondamentali della biosfera, sono organizzate in gruppi distinti sulla base delle loro caratteristiche comuni. Questo sistema di classificazione, noto come tassonomia, è un metodo essenziale per comprendere la diversità vegetale e per identificare correttamente le piante di interesse farmaceutico.

Il termine "taxa" deriva proprio da "tassonomia" e indica le unità tassonomiche, come specie, generi, famiglie e ordini, in cui si suddividono i vegetali.

La botanica farmaceutica si avvale di questa conoscenza tassonomica per:

- **Identificare correttamente le piante medicinali:** Una precisa identificazione è fondamentale per garantire la sicurezza e l'efficacia dei prodotti derivati da piante.
- **Comprendere la distribuzione geografica delle specie medicinali:** Questo aspetto è importante per la loro raccolta e la gestione sostenibile delle risorse.
- **Studiare la relazione tra la tassonomia e le proprietà terapeutiche:** La classificazione delle piante può fornire indizi sulla presenza di composti bioattivi con potenziale terapeutico.

Un ponte tra regno vegetale e medicina

Lo studio approfondito delle piante medicinali, condotto dalla botanica farmaceutica, rappresenta un ponte tra il mondo vegetale e la medicina. Questa disciplina contribuisce alla scoperta e allo sviluppo di nuovi farmaci naturali, alla valorizzazione della medicina tradizionale e alla promozione di un uso consapevole delle risorse vegetali a fini terapeutici.

L'ordine tassonomico: una scala gerarchica per comprendere la diversità vegetale

Le entità tassonomiche sono disposte secondo una struttura gerarchica, basata sul loro grado di generalizzazione e di inclusività. Questa organizzazione, che riflette l'evoluzione e la diversificazione delle piante, ci permette di navigare nel complesso mondo vegetale con chiarezza e precisione.

Saliamo la scala della tassonomia

Iniziando dal basso, l'unità tassonomica più elementare è la **specie**. Essa rappresenta un gruppo di individui che condividono caratteristiche morfologiche, fisiologiche, genetiche e riproduttive distintive.

Subito al di sopra della specie troviamo la **sottospecie**, un gruppo di popolazioni all'interno di una specie che si differenziano per alcuni caratteri minori.

Proseguendo verso l'alto, incontriamo il **genere**, che raggruppa specie affini con caratteristiche comuni.

Ancora più in alto, la **famiglia** raccoglie generi con un antenato comune più lontano.

L'**ordine** comprende famiglie con caratteristiche ancora più generali, seguito dalla **classe**, che raggruppa ordini simili.

Il penultimo gradino è il **phylum** o **divisione**, che raccoglie classi con un piano di organizzazione simile.

Al vertice della scala tassonomica troviamo il **regno vegetale**, che include tutti gli organismi vegetali.

Un sistema dinamico in continua evoluzione

È importante sottolineare che la tassonomia è un sistema dinamico, in continua evoluzione con l'avanzare delle conoscenze scientifiche. Nuove scoperte e analisi genetiche possono portare a rivisitare la classificazione di alcune specie, spostando o creando nuove entità tassonomiche.

La botanica farmaceutica si avvale di questa struttura gerarchica per comprendere meglio le relazioni tra le piante e le loro proprietà terapeutiche. Conoscendo la posizione tassonomica di una pianta, è possibile fare inferenze sulla presenza di composti bioattivi con potenziale interesse medico.

Diversità all'interno di una specie: un mosaico di variazioni

La diversità all'interno di una specie è un fenomeno affascinante e di grande importanza. Gli individui di una stessa specie, pur condividendo caratteristiche fondamentali, non sono geneticamente identici. Questa variabilità, determinata da fattori genetici e ambientali, si traduce in una molteplicità di sottospecie, varietà e tipi.

Diversità morfologica e biochimica: due facce della stessa medaglia

Le differenze genetiche tra gli individui si manifestano non solo a livello morfologico, ma anche a livello biochimico. La diversità biochimica si riferisce alla variazione nella composizione chimica delle piante, che include la presenza e le quantità di composti quali metaboliti primari e secondari.

- **Metaboliti primari:** sono essenziali per le funzioni vitali della pianta, come la fotosintesi e la respirazione.

- **Metaboliti secondari:** non sono necessari per la sopravvivenza della pianta, ma possono svolgere funzioni importanti nella difesa contro i predatori, nell'attrazione degli impollinatori e nella comunicazione con altre piante.

La diversità biochimica all'interno di una specie è influenzata da:

- **Fattori genetici:** la variabilità genetica determina la produzione di diversi enzimi e proteine, che a loro volta influenzano la biosintesi dei composti chimici.
- **Fattori ambientali:** il clima, il terreno e l'esposizione alla luce possono influenzare l'espressione dei geni e la produzione di metaboliti.

Implicazioni per la botanica farmaceutica

La diversità biochimica all'interno di una specie ha un'importanza fondamentale per la botanica farmaceutica. La presenza di composti bioattivi con potenziale terapeutico può variare tra individui della stessa specie, a seconda della sottospecie, varietà o tipo.

Studiare la variabilità biochimica all'interno di una specie permette di:

- **Identificare i chemiotipi:** individui o popolazioni con una particolare composizione chimica che può essere vantaggiosa per il loro utilizzo come piante medicinali.
- **Sviluppare nuovi farmaci:** la conoscenza dei composti bioattivi presenti in una specie può guidare la ricerca e lo sviluppo di nuovi farmaci naturali.
- **Valorizzare la medicina tradizionale:** la comprensione della diversità biochimica all'interno di specie medicinali tradizionali può aiutare a convalidare il loro uso e a ottimizzare la loro efficacia.

La botanica farmaceutica, attraverso lo studio della diversità biochimica, contribuisce alla scoperta di nuove risorse terapeutiche naturali e alla promozione di un uso consapevole del patrimonio vegetale.

Chemiotipi: Un universo di variazioni all'interno di una specie

Hai perfettamente ragione! La diversità biochimica all'interno di una specie si concretizza nei **chemiotipi**, ovvero gruppi di individui che, pur condividendo un aspetto esterno simile, presentano una differente composizione chimica.

Principi attivi e droga: i protagonisti della botanica farmaceutica

Le sostanze chimiche contenute nella pianta che posseggono proprietà terapeutiche sono chiamate **principi attivi**. Questi composti, che possono essere presenti in diverse concentrazioni e combinazioni nei chemiotipi, sono responsabili dell'azione farmacologica della pianta.

La parte della pianta che contiene i principi attivi, che può essere la radice, il fusto, le foglie, i fiori o i frutti, è definita **droga**. La droga vegetale viene utilizzata per la preparazione di fitopreparati, ovvero prodotti farmaceutici derivati da piante medicinali.

L'importanza dei chemiotipi per la botanica farmaceutica

Lo studio dei chemiotipi è di fondamentale importanza per la botanica farmaceutica in quanto permette di:

- **Identificare le piante con il miglior profilo chimico per un determinato uso terapeutico:** La conoscenza dei chemiotipi consente di selezionare le piante con la più alta concentrazione di principi attivi e con la composizione chimica più idonea per un particolare trattamento.
- **Standardizzare la produzione di fitopreparati:** La comprensione della variabilità biochimica all'interno di una specie è essenziale per garantire la costanza e la qualità dei prodotti derivati da piante medicinali.
- **Sviluppare nuovi farmaci:** I chemiotipi possono essere una fonte preziosa di nuovi composti bioattivi con potenziale interesse per la ricerca di nuovi farmaci.

Un esempio concreto: il rosmarino

Per fare un esempio concreto, consideriamo il rosmarino (Rosmarinus officinalis L.). Questa pianta aromatica è conosciuta per le sue proprietà antiossidanti e antinfiammatorie. All'interno della specie Rosmarinus officinalis, esistono diversi chemiotipi che si differenziano per la concentrazione e la composizione dei composti volatili, come il rosmaricina e l'acido carnosico. Lo studio dei chemiotipi del rosmarino permette di selezionare le piante con il miglior profilo chimico per l'estrazione di oli essenziali ad uso terapeutico.

La botanica farmaceutica, attraverso lo studio dei chemiotipi, contribuisce alla valorizzazione del patrimonio vegetale e allo sviluppo di nuove strategie terapeutiche naturali.

Fitocomplesso e principi attivi: l'essenza del potere terapeutico delle piante

La botanica farmaceutica offre diverse opzioni per sfruttare le proprietà terapeutiche delle piante. Hai perfettamente ragione nel sottolineare due importanti possibilità:

Il fitocomplesso: un insieme sinergico

Il **fitocomplesso** è la droga vegetale utilizzata nella sua interezza, senza subire trasformazioni chimiche. Esso contiene non solo i principi attivi principali, ma anche una miscela di altri composti naturali, come vitamine, minerali, flavonoidi e oli essenziali.

Il fitocomplesso può esercitare un'azione terapeutica più complessa e completa rispetto ai singoli principi attivi isolati. Questo perché i diversi componenti del fitocomplesso possono interagire tra loro in modo sinergico, potenziando l'effetto terapeutico e riducendo gli effetti collaterali.

Principi attivi puri: potenza concentrata

I **principi attivi** possono essere estratti dalla droga vegetale attraverso diverse tecniche, come la distillazione, l'estrazione con solventi o la supercritical fluid extraction (SFE). Questi composti puri possono essere utilizzati per la preparazione di farmaci a base di erbe standardizzati e con un dosaggio preciso.

Un esempio emblematico è la **morfina**, un alcaloide estratto dall'oppio (Papaver somniferum L.). Da questo principio attivo è stata derivata la **nalorfina**, un antagonista oppioide utilizzato per il trattamento dell'overdose da oppiacei.

La sintesi di nuovi composti: l'ingegno della chimica farmaceutica

In alcuni casi, i principi attivi naturali possono essere utilizzati come materia prima per la sintesi di nuovi composti semisintetici. Questi composti, pur mantenendo l'efficacia terapeutica del principio attivo originale, possono avere proprietà farmacocinetiche migliorate, come una maggiore biodisponibilità o un minor numero di effetti collaterali.

La botanica farmaceutica, in sinergia con la chimica farmaceutica, offre un ventaglio di possibilità per sfruttare al meglio il potenziale terapeutico delle piante. La scelta tra l'utilizzo del fitocomplesso, dei principi attivi puri o di composti semisintetici dipende da vari fattori, come la natura del principio attivo, le sue proprietà farmacocinetiche e l'effetto terapeutico desiderato.

Svelare i segreti della biosintesi: un passo avanti nella botanica farmaceutica

La tua intuizione è perfettamente corretta! Conoscere le **reazioni di sintesi** che avvengono nelle piante e che portano alla formazione dei principi attivi è un aspetto di fondamentale importanza per la botanica farmaceutica.

Capire per ottimizzare: la biosintesi al microscopio

Approfondire i meccanismi biosintetici dei principi attivi permette di:

1. **Comprendere meglio l'origine e la variabilità dei composti bioattivi:** La conoscenza delle vie biosintetiche aiuta a spiegare la diversità chimica all'interno di una specie e tra specie diverse.
2. **Identificare i geni e gli enzimi coinvolti:** Questa informazione è preziosa per lo sviluppo di tecnologie di ingegneria genetica che potrebbero permettere di aumentare la produzione dei principi attivi nelle piante.
3. **Sviluppare nuovi approcci per la coltivazione:** La comprensione dei fattori ambientali che influenzano la biosintesi può guidare lo sviluppo di pratiche agricole ottimali per la produzione di piante medicinali con un alto contenuto di principi attivi.
4. **Creare nuovi composti bioattivi:** La conoscenza delle vie biosintetiche può ispirare la sintesi di nuovi composti con attività farmacologica simile o migliorata rispetto ai principi attivi naturali.

Un esempio concreto: la stevia

Consideriamo la **stevia** (Stevia rebaudiana Bertoni), una pianta utilizzata come dolcificante naturale. Il suo principio attivo è la **stevioside**, un composto glicosidico diterpenico con un potere dolcificante circa 200-300 volte superiore a quello dello zucchero.

Studiare la biosintesi della stevioside ha permesso di identificare i geni e gli enzimi coinvolti nella sua produzione. Questa conoscenza potrebbe essere utilizzata in futuro per sviluppare varietà di stevia con una resa maggiore di stevioside.

Un futuro di possibilità: la botanica farmaceutica all'avanguardia

La ricerca sulla biosintesi dei principi attivi è un campo in continua evoluzione con un grande potenziale per la botanica farmaceutica. La comprensione dei meccanismi biosintetici apre la strada a nuove strategie per:

- **Aumentare la produzione di composti bioattivi dalle piante medicinali.**
- **Sviluppare nuovi farmaci naturali con maggiore efficacia e minori effetti collaterali.**
- **Creare nuovi prodotti a base di erbe con proprietà terapeutiche innovative.**

La botanica farmaceutica, attraverso lo studio della biosintesi, contribuisce alla valorizzazione del patrimonio vegetale e allo sviluppo di nuove soluzioni per la salute umana.

Costituenti cellulari primari: i mattoni fondamentali della vita vegetale

Hai perfettamente ragione! I **costituenti cellulari primari** rappresentano i mattoni fondamentali che compongono le cellule vegetali e sono essenziali per la loro sopravvivenza e crescita.

Una vasta gamma di molecole: la diversità al servizio della vita

I costituenti cellulari primari includono una vasta gamma di molecole, tra cui:

- **Polimeri ad alto peso molecolare:**
  - **Proteine:** svolgono una molteplicità di funzioni, come la fotosintesi, la respirazione, la difesa e il trasporto di sostanze nutritive.
  - **Lipidi:** costituiscono le membrane cellulari, fungono da riserva energetica e sono precursori di importanti composti come le ormoni vegetali.
  - **Polisaccaridi:** forniscono supporto strutturale alla parete cellulare, fungono da riserva energetica (amido) e sono componenti essenziali di polisaccaridi complessi come la cellulosa.
- **Metaboliti intermedi:** sono composti organici che partecipano alle vie metaboliche primarie, ovvero quei processi biochimici essenziali per la vita della pianta, come la fotosintesi, la respirazione e la biosintesi dei composti

organici.

Il ruolo vitale dei costituenti cellulari primari

La presenza di questi costituenti cellulari primari è fondamentale per la vita della pianta in quanto:

- **Forniscono struttura e supporto alle cellule:** i polisaccaridi come la cellulosa costituiscono la parete cellulare che conferisce forma e sostegno alle cellule vegetali.
- **Svolgono funzioni metaboliche essenziali:** le proteine e gli enzimi catalizzano le reazioni chimiche che avvengono nelle cellule, mentre i lipidi e i polisaccaridi sono coinvolti nella fotosintesi, nella respirazione e nel trasporto di sostanze nutritive.
- **Proteggono la pianta da stress ambientali:** alcuni composti, come i lipidi e i flavonoidi, possono proteggere la pianta da stress da luce, siccità o patogeni.

Un mosaico di interazioni: la sinergia della vita

I costituenti cellulari primari non agiscono in modo isolato, ma interagiscono tra loro e con altri composti all'interno della cellula vegetale. Questa complessa rete di interazioni è alla base del funzionamento della pianta e contribuisce a mantenerne la salute e la vitalità.

La botanica farmaceutica, studiando i costituenti cellulari primari e le loro funzioni, può acquisire informazioni utili per valorizzare le proprietà benefiche delle piante e per sviluppare nuovi prodotti naturali con potenziale applicativo in medicina.

Costituenti cellulari secondari: un mondo di molecole affascinanti e potenzialmente curative

Come hai ben sottolineato, i **costituenti cellulari secondari** rappresentano un gruppo di molecole eterogeneo con caratteristiche distintive rispetto ai costituenti primari.

Una diversità chimica che affascina: una miriade di composti

I costituenti secondari si distinguono per:

- **Distribuzione limitata:** non sono presenti in tutte le piante, ma solo in alcune specie o generi.
- **Accumulo selettivo:** possono accumularsi in determinate parti della pianta, come radici, foglie, fiori o frutti.
- **Funzione non sempre chiara:** la loro funzione biologica all'interno della pianta non è sempre completamente compresa.

Tra i principali esempi di costituenti secondari troviamo:

- **Saponine:** composti con proprietà detergenti e schiumogene, che possono svolgere un ruolo nella difesa contro gli erbivori.

- **Antrachinoni:** composti con proprietà lassative e antinfiammatorie.
- **Alcaloidi:** molecole con una vasta gamma di attività biologiche, tra cui azione analgesica, antitumorale e antimicrobica.
- **Flavonoidi:** composti con proprietà antiossidanti, antinfiammatorie e protettive del sistema cardiovascolare.
- **Oli essenziali:** composti volatili con proprietà antimicrobiche, antisettiche e aromatiche.

Un tesoro di potenzialità: il fascino della botanica farmaceutica

I costituenti secondari sono i principali **principi attivi** utilizzati nella botanica farmaceutica. La loro potenziale attività farmacologica deriva dalla complessa struttura chimica e dalla capacità di interagire con i sistemi biologici umani.

Anche se la funzione all'interno della pianta non è sempre completamente compresa, la ricerca scientifica ha permesso di identificare i meccanismi d'azione di molti principi attivi secondari e di sviluppare nuovi farmaci naturali con un'ampia gamma di applicazioni terapeutiche.

Un legame comune: la biosintesi da precursori primari

Un aspetto interessante è che i costituenti secondari derivano dagli stessi **precursori** dei costituenti primari. Attraverso vie metaboliche specifiche, le piante modificano questi precursori per produrre una vasta gamma di molecole secondarie con diverse funzioni e proprietà.

Lo studio delle vie biosintetiche dei costituenti secondari è un campo di ricerca attivo che ha il potenziale di portare alla scoperta di nuovi composti bioattivi con interessanti proprietà terapeutiche.

Tempo balsamico: un momento magico per la raccolta delle piante medicinali

Come hai ben evidenziato, il **tempo balsamico** è un concetto fondamentale per la raccolta delle piante medicinali. Si tratta del periodo in cui la concentrazione dei principi attivi all'interno della pianta raggiunge il suo livello massimo.

Un equilibrio delicato: fattori che influenzano il tempo balsamico

Il tempo balsamico è influenzato da una serie di fattori, tra cui:

- **Ciclo vitale della pianta:** ogni specie ha un ciclo vitale specifico che determina le fasi di crescita, fioritura e fruttificazione. Il tempo balsamico è spesso associato a una particolare fase del ciclo vitale.
- **Età della pianta:** le piante più giovani possono avere un contenuto di principi attivi inferiore rispetto alle piante adulte.
- **Ora del giorno:** in alcune specie, la concentrazione di principi attivi può variare durante il giorno. Ad esempio, in alcune piante medicinali, il contenuto di oli essenziali è più alto al mattino.

- **Fattori ambientali:** condizioni climatiche come luce, temperatura, precipitazioni e umidità possono influenzare la produzione di principi attivi.

Il momento giusto per la raccolta: una guida generale

In generale, il tempo balsamico coincide con il periodo di massimo sviluppo vegetativo della pianta, ovvero quando l'accrescimento è terminato o quasi. Tuttavia, è importante sottolineare che il tempo balsamico può variare significativamente da specie a specie.

Per questo motivo, è fondamentale consultare fonti attendibili, come testi di botanica farmaceutica o erboristi esperti, per identificare il tempo balsamico specifico per la pianta medicinale che si intende raccogliere.

Rispettare la natura: una raccolta consapevole

La raccolta delle piante medicinali deve avvenire con **rispetto per l'ambiente e per la pianta stessa.** È importante seguire alcune semplici regole:

- **Raccogliere solo le quantità necessarie:** non prelevare più del necessario per evitare di impoverire l'ecosistema.
- **Non danneggiare la pianta:** raccogliere solo le parti della pianta che sono necessarie per l'utilizzo previsto, evitando di danneggiare la radice o di compromettere la sua capacità di rigenerarsi.
- **Rispettare gli habitat naturali:** non raccogliere piante in aree protette o in zone soggette a inquinamento.

La raccolta consapevole delle piante medicinali, in sinergia con la conoscenza del tempo balsamico, permette di sfruttare al meglio le risorse naturali per il proprio benessere, preservando al contempo la biodiversità e l'integrità degli ecosistemi.

Il metabolismo delle piante: un universo di trasformazioni energetiche

Il metabolismo vegetale è un insieme complesso di reazioni chimiche e processi biologici che permettono alle piante di trasformare l'energia solare in energia chimica e di utilizzarla per la propria crescita, sviluppo e riproduzione.

Fotosintesi: la fonte primaria di energia

La fotosintesi è il processo chiave del metabolismo vegetale. Attraverso questo processo, le piante catturano l'energia luminosa del sole e la utilizzano per convertire l'anidride carbonica (CO_2) e l'acqua (H_2O) in glucosio ($C_6H_{12}O_6$), un composto organico ricco di energia.

Il glucosio prodotto dalla fotosintesi è utilizzato come molecola di partenza per la sintesi di altri composti organici essenziali per la vita della pianta, come carboidrati complessi (amidi, cellulosa), proteine e lipidi.

Anabolismo e catabolismo: un equilibrio dinamico

Il metabolismo vegetale è caratterizzato da un continuo equilibrio tra due processi fondamentali:

- **Anabolismo:** Insieme di reazioni chimiche che richiedono energia per costruire molecole più complesse a partire da molecole più semplici. Nella fotosintesi, l'energia solare viene utilizzata per convertire CO_2 e H_2O in glucosio.
- **Catabolismo:** Insieme di reazioni chimiche che rilasciano energia dalla demolizione di molecole complesse in molecole più semplici. L'energia rilasciata durante il catabolismo è utilizzata per alimentare i processi cellulari e per la sintesi di nuove molecole.

Molecole di riserva: l'energia immagazzinata

Le piante, come molti altri organismi, immagazzinano l'energia in eccesso sotto forma di **molecole di riserva**. Queste molecole, come l'amido e i lipidi, fungono da riserve energetiche che possono essere utilizzate quando la fotosintesi non è sufficiente a soddisfare le esigenze energetiche della pianta.

La degradazione delle molecole di riserva attraverso le reazioni cataboliche libera l'energia immagazzinata, che può essere utilizzata per sostenere la crescita, la fioritura, la fruttificazione o la germinazione dei semi.

Un processo complesso e affascinante

Il metabolismo vegetale è un processo complesso e affascinante che permette alle piante di adattarsi alle diverse condizioni ambientali e di svolgere un ruolo fondamentale negli ecosistemi. La comprensione del metabolismo vegetale è essenziale per lo sviluppo di nuove tecnologie agricole e per la valorizzazione delle risorse naturali.

Anabolismo e catabolismo: due facce della stessa medaglia

Hai perfettamente colto il punto! Le reazioni **anaboliche** e **cataboliche** sono due processi metabolici complementari che governano la vita delle piante.

Anabolismo: costruire la vita

Le reazioni anaboliche, come suggerisce il nome, sono "costruttive". Queste reazioni richiedono un **apporto di energia** per sintetizzare molecole più complesse a partire da molecole più semplici. Le vie biosintetiche sono perfette per descrivere questo processo.

Immagina le vie biosintetiche come una serie di passaggi ben definiti, dove ogni passaggio è catalizzato da un enzima specifico. Questi enzimi lavorano in modo coordinato per trasformare i precursori in molecole più elaborate, come proteine, acidi nucleici, carboidrati complessi e lipidi.

La bellezza dell'anabolismo risiede nella sua versatilità. Partendo da un numero limitato di precursori, le piante riescono a generare una straordinaria diversità di molecole, ognuna con una specifica funzione nella loro fisiologia.

Catabolismo: demolire per ottenere energia

Le reazioni cataboliche, invece, sono "demolitive". Queste reazioni **rilasciano energia** dalla scissione di molecole complesse in molecole più semplici. L'energia liberata durante il catabolismo fornisce il carburante per le attività cellulari e per i processi anabolici.

Il catabolismo è spesso descritto come il processo di "bruciare" molecole complesse per ottenere energia. Tra i principali esempi di catabolismo vegetale troviamo la respirazione cellulare e la glicolisi.

Enzimi: i catalizzatori della vita

Sia le reazioni anaboliche che quelle cataboliche sono catalizzate da **enzimi**, proteine specializzate che accelerano le reazioni chimiche senza esserne consumate. Gli enzimi svolgono un ruolo cruciale nel metabolismo vegetale, assicurando che le reazioni avvengano in modo efficiente e in condizioni specifiche.

Un equilibrio dinamico per la vita

Anabolismo e catabolismo lavorano in sinergia per mantenere la vita della pianta. L'energia ottenuta dal catabolismo alimenta l'anabolismo, permettendo la sintesi di nuove molecole e la crescita della pianta. Allo stesso tempo, l'anabolismo fornisce i substrati necessari per il catabolismo.

Questo equilibrio dinamico tra i due processi è essenziale per la sopravvivenza e la riproduzione delle piante.

Catabolismo: demolire per ottenere energia e molecole semplici

Le reazioni cataboliche nelle piante, come in molti altri esseri viventi, sono caratterizzate da una serie di processi che scompongono molecole complesse in composti più semplici, liberando energia nel processo.

Utilizzare le riserve: il ruolo dei carboidrati

Come hai sottolineato, il catabolismo vegetale spesso inizia con la demolizione di **macromolecole di riserva**, come l'amido e i lipidi. Queste molecole, sintetizzate durante l'anabolismo, rappresentano una fonte di energia chimica immagazzinata che la pianta può utilizzare quando ne ha bisogno.

I carboidrati, in particolare l'amido, sono la principale riserva energetica delle piante. La loro demolizione avviene attraverso un processo chiamato **respirazione cellulare**, che può essere aerobica o anaerobica.

Respirazione cellulare: un processo versatile ed efficiente

La **respirazione cellulare aerobica** è il processo catabolico più comune nelle piante. In questo processo, l'amido viene scomposto in glucosio, che viene poi ulteriormente degradato in anidride carbonica (CO_2) e acqua (H_2O) con il rilascio di una grande quantità di energia sotto forma di ATP (adenosina trifosfato).

L'ATP è la principale molecola di energia utilizzata dalle cellule vegetali per alimentare vari processi cellulari, come la crescita, la sintesi di proteine e la fotosintesi.

Respirazione anaerobica: un alternativa in condizioni di stress

In condizioni di stress ambientale, come la mancanza di ossigeno, le piante possono attivare la **respirazione cellulare anaerobica**. Questo processo meno efficiente della respirazione aerobica produce meno ATP, ma permette comunque di ottenere energia dalla demolizione dei carboidrati.

La respirazione anaerobica produce come sottoprodotti **acido lattico** o **etanolo**, a seconda della specie vegetale. Questi composti possono accumularsi nella pianta in condizioni di stress prolungato, causando danni cellulari.

Catabolismo: un processo essenziale per la vita

Il catabolismo è un processo fondamentale per la vita delle piante. Attraverso la demolizione di macromolecole di riserva e la produzione di energia, le piante possono sostenere la propria crescita, sviluppo, riproduzione e risposta agli stress ambientali.

La comprensione del catabolismo vegetale è importante per lo sviluppo di nuove tecnologie agricole che ottimizzino la resa delle colture e la resistenza agli stress.

Metabolismo primario e secondario: una sinfonia di processi vitali

Hai perfettamente ragione! Il metabolismo vegetale è un'orchestra complessa di reazioni chimiche che si distinguono in due categorie principali: il **metabolismo primario** e il **metabolismo secondario**.

Metabolismo primario: la base della vita vegetale

Il metabolismo primario è l'insieme delle reazioni chimiche essenziali per la sopravvivenza della pianta. Queste reazioni includono:

- **Fotosintesi:** conversione dell'energia luminosa in energia chimica immagazzinata nelle molecole organiche.
- **Respirazione cellulare:** produzione di energia dalla demolizione di molecole organiche.
- **Biosintesi di macromolecole:** produzione di molecole complesse come proteine, carboidrati complessi e lipidi, che sono essenziali per la struttura e la funzione cellulare.

Le reazioni del metabolismo primario avvengono in modo continuo e coinvolgono grandi quantità di substrati e prodotti. Sono processi vitali che permettono alle piante di crescere, svilupparsi, riprodursi e adattarsi all'ambiente.

Metabolismo secondario: un mondo di molecole specializzate

Il metabolismo secondario è un insieme di reazioni chimiche che producono molecole non essenziali per la sopravvivenza della pianta, ma che possono conferire un vantaggio adattativo in un determinato ambiente. Queste molecole sono spesso chiamate **metaboliti secondari**.

Tra i principali esempi di metaboliti secondari troviamo:

- **Oli essenziali:** composti volatili con proprietà antimicrobiche, antiossidanti e repellenti per gli erbivori.
- **Alcaloidi:** molecole con una vasta gamma di attività biologiche, tra cui azione analgesica, antitumorale e antimicrobica.
- **Flavonoidi:** composti con proprietà antiossidanti, antinfiammatorie e protettive del sistema cardiovascolare.
- **Terpeni:** composti con una grande diversità di funzioni, tra cui pigmenti, molecole di segnale e composti repellenti.

Le vie del metabolismo secondario sono caratterizzate da un flusso minore di metaboliti rispetto al metabolismo primario. La produzione di metaboliti secondari è spesso regolata da fattori ambientali, come lo stress da luce, siccità o attacchi di patogeni.

Un intreccio di processi per la sopravvivenza

Il metabolismo primario e il metabolismo secondario sono strettamente interconnessi. Le molecole prodotte durante il metabolismo primario possono essere utilizzate come precursori per la sintesi di metaboliti secondari.

Inoltre, i metaboliti secondari possono influenzare le reazioni del metabolismo primario, creando una rete complessa di interazioni che regola la crescita, lo sviluppo e la risposta della pianta all'ambiente.

La comprensione del metabolismo vegetale, sia primario che secondario, è fondamentale per lo sviluppo di nuove tecnologie agricole, per la valorizzazione delle risorse naturali e per la scoperta di nuovi composti bioattivi con potenziale applicativo in medicina e in altri settori.

Metabolismo secondario: un mondo affascinante di misteri e potenzialità

Capisco perfettamente la tua curiosità sul metabolismo secondario. Nonostante la ricerca scientifica abbia fatto passi da gigante, la funzione di molti metaboliti secondari rimane ancora un mistero.

Un puzzle di funzioni: insetti impollinatori e difesa

Alcune ipotesi suggeriscono che i metaboliti secondari possano svolgere un ruolo importante nella vita delle piante, ad esempio:

- **Attrarre gli impollinatori:** alcuni metaboliti secondari, come i composti volatili presenti negli oli essenziali, possono fungere da segnali per gli insetti impollinatori, favorendo la fecondazione dei fiori.
- **Difendere dai pericoli:** altri metaboliti secondari possono avere un ruolo protettivo contro erbivori, patogeni o altri agenti stressanti. Ad esempio, gli alcaloidi possono essere tossici per alcuni animali, mentre i flavonoidi possono avere un'azione antimicrobica.

Il metabolismo primario: la base per la vita e la diversità

Hai ragione, le molecole prodotte durante il metabolismo primario sono la linfa vitale del metabolismo secondario. I carboidrati, prodotti dalla fotosintesi, rappresentano la base per la sintesi di una vasta gamma di metaboliti secondari.

Questa interconnessione tra i due metabolismi è alla base della straordinaria diversità chimica presente nel regno vegetale. Ogni specie vegetale ha sviluppato un profilo unico di metaboliti secondari, che contribuisce alla sua identità e al suo adattamento all'ambiente.

Ricerca in corso: svelando i segreti del metabolismo secondario

La ricerca scientifica continua a indagare le funzioni dei metaboliti secondari e il loro ruolo nel metabolismo vegetale. Nuovi studi stanno svelando i meccanismi d'azione di questi composti e le loro potenziali applicazioni in svariati settori, dalla medicina alla farmaceutica all'agricoltura.

Comprendere il metabolismo secondario significa aprire una finestra su un mondo affascinante di biodiversità e scoprire nuove risorse naturali con potenziale beneficio per l'uomo e l'ambiente.

I carboidrati: una fonte di diversità chimica

Hai perfettamente ragione! I carboidrati, prodotti dalla fotosintesi, non sono solo la fonte primaria di energia per le piante, ma sono anche i precursori di una straordinaria varietà di composti bioattivi conosciuti come **principi attivi**.

Degradazione dei carboidrati: un processo chiave

La degradazione dei carboidrati attraverso il metabolismo primario e secondario produce tre molecole chiave:

1. **Acido scichimico:** questo composto è il precursore dei **composti aromatici**, che includono una vasta gamma di molecole con proprietà antiossidanti, antimicrobiche e antinfiammatorie.
2. **Aminoacidi:** derivati del ciclo dell'acido citrico, gli aminoacidi sono i mattoni

fondamentali delle **proteine**. Le proteine, a loro volta, possono essere trasformate in **alcaloidi** e **peptidi**, composti con una vasta gamma di attività biologiche.

3. **Acido acetico:** sotto forma di **acetil coenzima A (CoA)**, l'acido acetico è un precursore fondamentale di:
   - **Polifenoli:** composti con proprietà antiossidanti e antinfiammatorie, che si trovano in molti frutti e ortaggi.
   - **Terpeni:** una classe diversificata di composti con funzioni come pigmenti, molecole di segnale e composti repellenti.
   - **Steroidi:** composti con una vasta gamma di attività biologiche, tra cui la regolazione degli ormoni sessuali e la risposta allo stress.

Lo schema: una rappresentazione visiva della diversità

Lo schema che hai menzionato fornisce una rappresentazione visiva di questo processo complesso, evidenziando come i carboidrati, attraverso la loro degradazione, siano la base per la formazione di una vasta gamma di principi attivi.

Un mondo di scoperte ancora da fare

La comprensione del metabolismo vegetale e del ruolo dei carboidrati nella biosintesi dei principi attivi è un campo di ricerca in continua evoluzione. Nuove scoperte stanno ampliando le nostre conoscenze su questo processo affascinante e sulle potenziali applicazioni dei principi attivi in medicina, farmaceutica e altri settori.

Fitoterapia: un legame antico tra uomo e piante

Hai perfettamente ragione! La fitoterapia, l'utilizzo di piante e derivati vegetali a scopo terapeutico, affonda le sue radici nella notte dei tempi. La relazione tra uomo e mondo vegetale, basata sull'osservazione e sull'esperienza empirica, ha portato allo sviluppo di un vasto patrimonio di conoscenze tramandate di generazione in generazione.

Testimonianze storiche: un viaggio attraverso il tempo

Le tracce dell'utilizzo terapeutico delle piante si ritrovano in antiche civiltà come quella egizia. I geroglifici narrano l'impiego di oli essenziali distillati da piante aromatiche per curare diverse patologie.

Nel corso dei secoli, la conoscenza delle proprietà medicinali delle piante si è diffusa in diverse culture, dando vita a tradizioni mediche differenti. I testi di medicina greco-romani, come quelli di Ippocrate e Galeno, menzionano l'utilizzo di numerose specie vegetali per il trattamento di una vasta gamma di disturbi.

La fitoterapia oggi: un patrimonio da riscoprire

Anche se l'avvento della medicina moderna ha portato a un progressivo utilizzo di farmaci sintetici, la fitoterapia non ha perso la sua importanza. Ancora oggi, molte persone si affidano a rimedi naturali a base di piante per il benessere e la cura di lievi disturbi.

La fitoterapia rappresenta un patrimonio di conoscenze e tradizioni che, se utilizzato con criterio e consapevolezza, può offrire un valido supporto alla salute e al benessere.

Un patrimonio di conoscenza universale: la fitoterapia attraverso le civiltà

La tua osservazione è perfettamente corretta! La fitoterapia, l'utilizzo di piante a scopo terapeutico, ha una storia lunga e complessa, che affonda le sue radici in diverse culture e tradizioni.

Ippocrate e la scoperta dell'acido salicilico: un esempio emblematico

La storia della fitoterapia è ricca di esempi di come le conoscenze empiriche sulla natura abbiano portato alla scoperta di principi attivi ancora oggi utilizzati.

Il caso di Ippocrate è emblematico. Circa 400 anni prima di Cristo, egli descrisse le proprietà antidolorifiche della linfa estratta dalla corteccia di salice. Ignorando la presenza dell'acido salicilico, base del principio attivo dell'aspirina, Ippocrate diede comunque inizio a un percorso che avrebbe portato alla scoperta di uno dei farmaci più utilizzati al mondo.

Piante medicinali conosciute da Greci, Romani e altre civiltà

L'utilizzo di piante medicinali era diffuso anche tra Greci e Romani. Digitale, aglio, salvia e assenzio sono solo alcuni esempi di piante le cui proprietà erano già conosciute in queste antiche civiltà.

La conoscenza della fitoterapia non si limitava al mondo mediterraneo. In India, Cina, Tibet e Arabia, l'utilizzo di erbe medicinali era già praticato da tempi remoti. Il Pen-Tsao, un manoscritto cinese di 4.700 anni fa, descriveva le proprietà terapeutiche del Ginseng e dell'Efedra, due piante ancora oggi utilizzate nella medicina tradizionale cinese.

Un patrimonio da valorizzare e approfondire

La fitoterapia rappresenta un patrimonio di conoscenze e tradizioni che deve essere valorizzato e approfondito. La ricerca scientifica moderna sta contribuendo a convalidare l'efficacia di molte piante medicinali e a scoprire nuovi principi attivi.

La fitoterapia, se utilizzata con criterio e consapevolezza, può offrire un valido supporto alla salute e al benessere.

La fitoterapia: un pilastro della medicina tradizionale

Hai perfettamente ragione! La fitoterapia, l'utilizzo di piante a scopo terapeutico, ha svolto un ruolo fondamentale in diverse medicine tradizionali per millenni.

La medicina cinese: una tradizione millenaria

La medicina tradizionale cinese, con una storia che risale a oltre 2.000 anni, ha fatto ampiamente uso di erbe medicinali per il trattamento di una vasta gamma di disturbi. La fitoterapia cinese si basa sul principio dell'equilibrio energetico del corpo e utilizza diverse combinazioni di erbe per ripristinare questo equilibrio.

La medicina araba: un ponte tra Oriente e Occidente

La medicina araba, influenzata dalla tradizione greca e da quella indiana, ha dato un grande contributo alla fitoterapia. I medici arabi diffusero la conoscenza di numerose piante medicinali in Europa, contribuendo allo sviluppo della farmacopea occidentale.

La scuola medica salernitana: un centro di eccellenza in Europa

La scuola medica salernitana, fondata nel IX secolo, divenne un importante centro di conoscenza medica in Europa. I medici salernitani utilizzavano ampiamente la fitoterapia per il trattamento di diverse patologie, contribuendo alla diffusione della conoscenza delle erbe medicinali in tutto il continente.

La fitoterapia: un patrimonio da riscoprire

La fitoterapia, sebbene abbia perso parte della sua importanza con l'avvento della medicina moderna, rappresenta un patrimonio di conoscenze e tradizioni che non va sottovalutato. La ricerca scientifica moderna sta contribuendo a convalidare l'efficacia di molte piante medicinali e a scoprire nuovi principi attivi.

La fitoterapia, se utilizzata con criterio e consapevolezza, può offrire un valido supporto alla salute e al benessere.

La storia della fitoterapia è stata caratterizzata da un'evoluzione graduale che ha portato a una sempre maggiore specializzazione.

Separazione tra curante e preparatore: una svolta significativa

Nel corso dei secoli, si è accentuata la distinzione tra il ruolo del curante, il medico, e quello del preparatore, il botanico o il farmacista. Questa separazione ha permesso una maggiore specializzazione in entrambi i campi, contribuendo al miglioramento della qualità dei preparati officinali.

Il botanico/farmacista: un esperto di piante medicinali

Tra il 1500 e il 1800, la figura del botanico/farmacista ha acquisito un'importanza cruciale. La sua conoscenza approfondita delle piante medicinali e delle tecniche di preparazione ha permesso di ottenere prodotti più puri ed efficaci.

Orti botanici: testimonianze del passato

Ancora oggi, alcuni importanti orti botanici inglesi conservano la memoria del loro passato come campi di coltivazione di piante officinali. Questi giardini rappresentano una testimonianza tangibile del legame storico tra la fitoterapia e la ricerca scientifica.

La fitoterapia oggi: un equilibrio tra tradizione e scienza

La fitoterapia moderna si basa sull'integrazione delle conoscenze tradizionali con la ricerca scientifica. L'utilizzo di piante medicinali, se condotto con criterio e sotto la supervisione di un medico o di un farmacista esperto, può offrire un valido supporto alla salute e al benessere.

L'inizio del XX secolo ha segnato un punto di svolta importante nella storia della fitoterapia, con la nascita della farmacognosia.

Farmacognosia: una disciplina interdisciplinare

La farmacognosia è una branca specializzata della botanica e della farmacologia sperimentale che si occupa dello studio delle sostanze naturali con potenziale terapeutico. Questa disciplina ha permesso di approfondire la conoscenza dei composti di origine vegetale e animale, gettando luce sulla relazione tra la loro struttura chimica e le loro attività farmacologiche.

Chimici e botanici: un'alleanza per la scoperta

La ricerca in farmacognosia ha visto la collaborazione di chimici e botanici. I chimici hanno potuto analizzare la complessità delle molecole vegetali e animali, mentre i botanici hanno fornito informazioni sulla loro origine e sulle loro caratteristiche.

Un nuovo capitolo nella storia della medicina

Lo sviluppo della farmacognosia ha rappresentato un nuovo capitolo nella storia della medicina. La scoperta di nuovi principi attivi di origine naturale ha aperto la strada alla creazione di nuovi farmaci più efficaci e con minori effetti collaterali.

Un patrimonio da esplorare ancora oggi

La ricerca in farmacognosia continua ad essere un campo in evoluzione, con un grande potenziale per lo sviluppo di nuove terapie. La natura rappresenta una fonte inesauribile di composti bioattivi che aspettano di essere scoperti e valorizzati.

La farmacognosia: una scienza al servizio della salute

Hai perfettamente ragione! L'inizio del XX secolo ha visto la nascita della farmacognosia, una disciplina che ha rivoluzionato il nostro modo di studiare e utilizzare le piante medicinali.

La farmacognosia: un ponte tra natura e medicina

La farmacognosia è una branca specializzata della botanica e della farmacologia sperimentale che si occupa di:

- **Identificare e classificare le piante medicinali:** i botanici studiano le caratteristiche morfologiche e anatomiche delle piante per identificarle correttamente.
- **Estrarre e purificare i principi attivi:** i chimici isolano e purificano i composti bioattivi dalle piante medicinali.
- **Studiare la struttura chimica dei principi attivi:** la comprensione della struttura chimica è fondamentale per comprendere il meccanismo d'azione dei farmaci.
- **Valutare l'attività farmacologica dei principi attivi:** i farmacologi testano gli effetti dei composti bioattivi su cellule, tessuti e animali da laboratorio.

Un'alleanza tra chimica e botanica

Lo sviluppo della farmacognosia è stato reso possibile dalla collaborazione tra chimici e botanici. Le conoscenze botaniche sulla classificazione e sulle caratteristiche delle piante si sono integrate con l'abilità dei chimici nell'analizzare e purificare i composti bioattivi.

Un patrimonio da esplorare

La natura rappresenta una fonte inesauribile di composti bioattivi con potenziale terapeutico. La ricerca in farmacognosia continua ad esplorare questo patrimonio, con l'obiettivo di sviluppare nuovi farmaci più efficaci e con minori effetti collaterali.

La sintesi chimica e il ruolo della fitoterapia oggi

L'avvento della farmacognosia e la possibilità di sintetizzare in laboratorio i principi attivi delle piante medicinali hanno avuto un impatto significativo sulla fitoterapia.

Isolamento dei principi attivi e sintesi chimica

La ricerca farmacologica ha permesso di isolare i principi attivi delle piante medicinali, separandoli dai componenti inerti. Questo ha consentito la produzione di farmaci con un'azione terapeutica più precisa e controllata.

La sintesi chimica ha permesso di ricreare in laboratorio le molecole attive presenti in natura, con la possibilità di modificarne la struttura per potenziarne l'efficacia o migliorarne la tollerabilità.

Progressi della farmacologia e valutazione dei fitoterapici

I progressi compiuti dalla farmacologia nella comprensione del legame tra struttura chimica e attività farmacologica hanno contribuito a migliorare la valutazione dei preparati fitoterapici, rendendo possibile la standardizzazione dei loro componenti e la definizione della loro efficacia.

Un nuovo equilibrio tra fitoterapia e farmaci di sintesi

Lo sviluppo dei farmaci di sintesi ha avuto un impatto significativo sull'utilizzo della fitoterapia. Tuttavia, la riscoperta del valore della natura e l'attenzione verso il benessere e la salute naturale hanno portato a un rinnovato interesse per i preparati a base di piante.

Oggi, la fitoterapia non si contrappone alla medicina moderna, ma si integra con essa, offrendo un valido supporto per la cura di diversi disturbi e il mantenimento del benessere.

Fitoterapia: un ritorno alle radici per un futuro di benessere

La storia della medicina è un percorso affascinante che ha visto l'uomo avvalersi di diverse risorse per prendersi cura della propria salute. L'utilizzo di piante medicinali ha rappresentato per millenni una base importante della medicina tradizionale.

L'era dei farmaci di sintesi: un grande progresso

Il XX secolo ha visto un'evoluzione straordinaria della medicina, con lo sviluppo di farmaci di sintesi monocostituenti, come gli antibiotici, che hanno contribuito significativamente all'aumento dell'aspettativa di vita.

Il rinnovato interesse per la fitoterapia

Nonostante i progressi della medicina moderna, negli ultimi decenni si è assistito a un rinnovato interesse per le sostanze naturali e per la fitoterapia, la disciplina che studia l'utilizzo delle piante a scopo terapeutico.

L'attività terapeutica globale della pianta

La moderna fitoterapia si basa sul concetto dell'attività terapeutica globale della pianta, secondo cui nessun componente della pianta può essere considerato "attivo" o "inerte". La pianta medicinale è un organismo complesso in cui ogni elemento svolge una funzione specifica.

- **Complessità del fitocomplesso:** Il fitocomplesso è l'insieme di tutti i componenti della pianta, sia quelli farmacologicamente attivi che quelli apparentemente inerti. Ogni componente contribuisce all'effetto terapeutico globale, influenzando l'assorbimento, l'azione e la tollerabilità dei principi attivi.
- **Sinergia e interazioni:** I componenti del fitocomplesso interagiscono tra loro in modo sinergico, potenziando o modulando l'attività dei principi attivi. Questa sinergia è alla base dell'efficacia di molti preparati fitoterapici.

Un approccio olistico alla salute

La fitoterapia, se utilizzata con criterio e sotto la supervisione di un esperto, può offrire un valido supporto per la cura di diversi disturbi e il mantenimento del benessere. La sua forza sta nel suo approccio olistico che considera la persona nella sua globalità, non solo i sintomi della malattia.

Fitoterapia: un patrimonio da valorizzare

L'erbario di Otto Brunfels, così come le locandine pubblicitarie per la china, offrono una testimonianza tangibile del legame storico tra l'uomo e le piante medicinali. La fitoterapia, sebbene abbia attraversato diverse fasi nel corso dei secoli, conserva un'attualità e un'importanza che non possono essere trascurate.

Testimonianze del passato, spunti per il futuro

Le opere di Brunfels e le locandine ottocentesche sono esempi concreti di come le piante siano state utilizzate per il benessere e la cura della salute. Questi documenti storici rappresentano un patrimonio prezioso che può essere fonte di ispirazione per la ricerca e lo sviluppo di nuovi trattamenti naturali.

La fitoterapia oggi: un approccio olistico

La fitoterapia moderna si basa su un approccio olistico che considera la persona nella sua globalità, non solo i sintomi della malattia. I preparati fitoterapici, se utilizzati con criterio e sotto la supervisione di un esperto, possono offrire un valido supporto per la cura di diversi disturbi e il mantenimento del benessere.

Scienza e tradizione: un connubio vincente

La ricerca scientifica ha permesso di approfondire la conoscenza dei principi attivi contenuti nelle piante medicinali e ha contribuito a creare preparati fitoterapici standardizzati e sicuri. Tuttavia, la tradizione e l'esperienza sono elementi fondamentali per un utilizzo ottimale della fitoterapia.

Un futuro promettente per la fitoterapia

La fitoterapia rappresenta un campo in continua evoluzione, con un grande potenziale per lo sviluppo di nuove terapie naturali. La collaborazione tra scienza, tradizione e conoscenza popolare è la chiave per valorizzare al meglio questo patrimonio e per integrarlo in modo efficace nella medicina moderna

Il legame tra uomo e piante: dall'empirismo alla scienza

Hai perfettamente ragione! L'utilizzo di piante medicinali per la cura delle malattie ha una storia millenaria. Le prime conoscenze in questo campo si basavano sull'esperienza empirica, tramandata di generazione in generazione.

L'evoluzione della conoscenza: dall'empirismo alla scienza

Oggi, grazie ai progressi della scienza e della tecnologia, disponiamo di metodiche di indagine più avanzate che ci consentono di:

- **Identificare e classificare le piante medicinali:** la botanica moderna permette una precisa identificazione e catalogazione delle specie vegetali.
- **Estrarre e purificare i principi attivi:** la chimica e la biochimica consentono di isolare i composti bioattivi presenti nelle piante.
- **Studiare l'attività farmacologica:** la farmacologia valuta l'effetto delle molecole vegetali su cellule, tessuti e organismi viventi.
- **Sviluppare standard riproducibili:** la ricerca scientifica permette di definire standard qualitativi e quantitativi per la produzione di preparati fitoterapici.

I benefici della ricerca scientifica

L'approccio scientifico alla fitoterapia ha portato a diversi benefici:

- **Maggiore sicurezza:** i preparati fitoterapici sono sottoposti a rigorosi controlli di qualità per garantirne la sicurezza e l'efficacia.
- **Standardizzazione dei componenti:** i principi attivi sono identificati e quantificati, permettendo una maggiore riproducibilità degli effetti terapeutici.
- **Sviluppo di nuovi trattamenti:** la ricerca scientifica apre la strada alla scoperta di nuove molecole vegetali con potenziale terapeutico.

Un patrimonio da valorizzare

La fitoterapia, pur avvalendosi di metodi scientifici moderni, non dimentica il valore della tradizione e dell'esperienza empirica. La collaborazione tra scienza e conoscenza popolare è fondamentale per valorizzare al meglio questo patrimonio e per integrarlo in modo efficace nella medicina moderna.

La riscoperta della fitoterapia: un nuovo equilibrio tra natura e scienza

La storia della medicina è un percorso affascinante che ha visto l'uomo avvalersi di diverse risorse per prendersi cura della propria salute. L'utilizzo di piante medicinali ha rappresentato per millenni una base importante della medicina tradizionale.

L'era dei farmaci di sintesi: progressi e limiti

Il XX secolo ha visto un'evoluzione straordinaria della medicina, con lo sviluppo di farmaci di sintesi monocostituenti, come gli antibiotici, che hanno contribuito significativamente all'aumento dell'aspettativa di vita. Tuttavia, l'utilizzo massiccio di questi farmaci ha evidenziato alcuni limiti:

- **Effetti collaterali:** molti farmaci di sintesi possono causare effetti collaterali, anche gravi.
- **Resistenza agli antibiotici:** l'uso indiscriminato di antibiotici ha portato all'emergere di batteri resistenti, rappresentando una minaccia globale per la salute pubblica.

- **Mancanza di efficacia per alcune patologie:** alcuni farmaci di sintesi non sono efficaci per il trattamento di determinate malattie.

La rivalutazione della fitoterapia

Di fronte a questi limiti, negli ultimi decenni si è assistito a un rinnovato interesse per le sostanze naturali e per la fitoterapia. La ricerca scientifica ha permesso di approfondire la conoscenza dei principi attivi contenuti nelle piante medicinali e ha contribuito a creare preparati fitoterapici standardizzati e sicuri.

Vantaggi della fitoterapia

La fitoterapia offre diversi vantaggi rispetto ai farmaci di sintesi:

- **Minore incidenza di effetti collaterali:** i preparati fitoterapici sono generalmente ben tollerati e hanno un profilo di sicurezza più favorevole rispetto ai farmaci di sintesi.
- **Azione sinergica:** i componenti del fitocomplesso, l'insieme dei composti presenti nella pianta, interagiscono tra loro in modo sinergico, potenziando o modulando l'attività dei principi attivi.
- **Approccio olistico:** la fitoterapia considera la persona nella sua globalità, non solo i sintomi della malattia.

Un futuro promettente per la fitoterapia

La fitoterapia rappresenta un campo in continua evoluzione, con un grande potenziale per lo sviluppo di nuove terapie naturali. La collaborazione tra scienza, tradizione e conoscenza popolare è la chiave per valorizzare al meglio questo patrimonio e per integrarlo in modo efficace nella medicina moderna.

Principi attivi: il cuore pulsante della fitoterapia

Hai perfettamente ragione! La moderna fitoterapia si basa sulla conoscenza approfondita dei principi attivi contenuti nelle piante medicinali. Questo approccio scientifico permette di sfruttare al meglio le proprietà benefiche delle piante e di svilupparne l'utilizzo in modo sicuro ed efficace.

L'importanza dei principi attivi

I principi attivi sono i composti chimici presenti nelle piante medicinali che sono responsabili delle loro proprietà terapeutiche. Questi composti possono essere:

- **Alcaloidi:** come la morfina e la codeina, che hanno proprietà analgesiche e sedative.
- **Flavonoidi:** come la quercetina e il resveratrolo, che hanno proprietà antiossidanti e antinfiammatorie.
- **Oli essenziali:** composti da una miscela di diverse molecole, con proprietà

antisettiche, analgesiche e digestive.

Studiare la struttura chimica e il metabolismo

La conoscenza della struttura chimica dei principi attivi è fondamentale per:

- **Comprendere il meccanismo d'azione:** come si legano ai recettori cellulari e producono i loro effetti terapeutici.
- **Sviluppare nuovi farmaci:** la modifica della struttura chimica può portare alla creazione di molecole con proprietà terapeutiche migliorate o con minori effetti collaterali.

Studiare i processi metabolici in cui i principi attivi sono coinvolti nell'organismo produttore permette di:

- **Capire la loro biosintesi:** come la pianta produce questi composti.
- **Identificare nuovi principi attivi:** la conoscenza dei processi metabolici può guidare la ricerca di nuovi composti con potenziale terapeutico.

Un approccio scientifico per una fitoterapia efficace

L'approccio scientifico allo studio dei principi attivi ha permesso di sviluppare una fitoterapia più efficace e sicura. I preparati fitoterapici moderni sono standardizzati e sottoposti a rigorosi controlli di qualità per garantirne la concentrazione dei principi attivi e la sicurezza d'uso.

Classificazione delle molecole di origine naturale

Hai perfettamente ragione! La classificazione delle molecole di origine naturale secondo la struttura chimica è un metodo efficace per comprenderne le proprietà e le funzioni. La tua elencazione è ben strutturata e copre le principali categorie di questi composti.

Principali categorie di molecole naturali

1. **Eterosidi o Glucosidi:**
    - Salicilici: esempi: salicina (presente nel salice), acido acetilsalicilico (aspirina)
    - Iridoidi: esempi: aucubina (presente nel biancospino), catalpolo (presente nella pervinca)
    - Antrachinonici: esempi: aloe-emodina (presente nell'aloe vera), cascara (presente nella cascara sagrada)
    - Cardiotonici: esempi: digitossina (presente nella digitale), strofantina (presente nello strofanto)
    - Saponine: esempi: glicirrizina (presente nella liquirizia), diosgenina (presente nel dioscorea)
    - Solforati: esempi: glucosinolati (presenti nelle crucifere), alliina (presente nell'aglio)

- Flavonici: esempi: quercetina (presente in molte piante), rutina (presente nel grano saraceno)
  - Idrochinonici: esempi: arbutina (presente nell'uva ursina), iperoside (presente nell'iperico)
2. **Alcaloidi:** composti azotati con proprietà spesso farmacologiche. Esempi: caffeina (presente nel caffè), morfina (presente nel papavero), chinina (presente nella china)
3. **Oli essenziali, resine, balsami:** prodotti volatili caratterizzati da un odore intenso. Esempi: mentolo (presente nella menta), olio di eucalipto (presente nell'eucalipto), benzoino (presente nella benzoino del Siam)
4. **Tannini:** composti fenolici con proprietà astringenti. Esempi: acido gallico (presente nel tè), catechine (presenti nel tè verde)
5. **Carboidrati:** zuccheri semplici e complessi con funzioni energetiche e strutturali. Esempi: glucosio (presente nella frutta), amido (presente nei cereali), cellulosa (presente nelle piante)
6. **Lipidi:** composti grassi con funzioni energetiche e strutturali. Esempi: acidi grassi (presenti negli oli vegetali), fosfolipidi (presenti nelle membrane cellulari)
7. **Vitamine:** composti organici essenziali per il metabolismo. Esempi: vitamina C (presente negli agrumi), vitamina D (presente nel sole e nei pesci grassi), vitamina B12 (presente nella carne e nei latticini)
8. **Sali minerali:** composti inorganici essenziali per le funzioni cellulari. Esempi: calcio (presente nei latticini), potassio (presente nelle banane), magnesio (presente nelle verdure a foglia verde)

L'importanza della classificazione

La classificazione delle molecole di origine naturale secondo la struttura chimica è importante per diversi motivi:

- **Comprensione delle proprietà:** la struttura chimica determina le proprietà fisiche e chimiche di una molecola, che a loro volta influenzano la sua attività biologica.
- **Sviluppo di nuovi farmaci:** la conoscenza della struttura chimica dei principi attivi naturali può guidare lo sviluppo di nuovi farmaci con proprietà terapeutiche migliorate.
- **Controllo di qualità:** la classificazione chimica è utilizzata per il controllo di qualità dei preparati fitoterapici, garantendo la presenza e la concentrazione dei principi attivi.

Eterosidi: un mondo di proprietà terapeutiche

Gli **eterosidi** sono una classe di composti vegetali formati da una molecola di zucchero (glicoside) legata a una molecola non zuccherina (aglicone). Questa struttura conferisce agli eterosidi una vasta gamma di proprietà terapeutiche, che variano a seconda della natura dell'aglicone.

Principali tipi di eterosidi e loro proprietà:

1. Salicilici:
- Azione: Antinfiammatoria, antifebbrile, antireumatica
- Principali piante: Salice bianco (Salix alba)

2. Iridoidi:
- Azione: Antinfiammatoria
- Principali piante: Arpagofito (Harpagophytum procumbens)

3. Antrachinonici:
- Azione: Lassativa o purgante
- Principali piante: Aloe vera, Cascara (Rhamnus purshiana), Rabarbaro (Rheum officinale)

4. Cardiotonici:
- Azione: Antiaritmiche, cardiotoniche
- Principali piante: Digitale (Digitalis purpurea), Strofanto (Strophanthus kombe), Oleandro (Nerium oleander)
)

5. Saponine:
- Azione: Antinfiammatoria e cicatrizzante (Liquirizia) o antiedemigene e vasculotrope (Ippocastano)
- Principali piante: Liquirizia (Glycyrrhiza glabra), Ippocastano (Aesculus hippocastanum)

6. Solforati:
- Azione: Mucolitica e fluidificante
- Principali piante: Crucifere come Cavoli (Brassica oleracea), Senape (Sinapis alba), Rafano (Raphanus sativus)

7. Flavonici o flavonoidi:
- Azione: Antinfiammatoria e diuretica (Sambuco, Tiglio, Liquirizia) o riduzione della permeabilità capillare (Ruscus, Centella) o antidepressiva (Iperico) o ansiolitica (Passiflora)
- Principali piante: Sambuco (Sambucus nigra), Tiglio (Tilia platyphyllos), Liquirizia (Glycyrrhiza glabra), Ruscus (Ruscus aculeatus), Centella (Centella asiatica), Iperico (Hypericum perforatum), Passiflora (Passiflora incarnata)

8. Antocianosidi:
- Azione: Endotelio protettiva e antiaggregante piastrinica
- Principali piante: Mirtillo (Vaccinium myrtillus), Lampone (Rubus idaeus), Malva (Malva sylvestris)

9. **Idrochinonici:**
- Azione: Disinfettante urinaria
- Principali piante: Uva ursina (Arctostaphylos uva-ursi), Corbezzolo (Arbutus unedo)

Alcaloidi: molecole complesse con grande potenziale

Gli alcaloidi, come hai correttamente indicato, sono una classe di composti azotati basiche che presentano una grande diversità strutturale e un'ampia gamma di proprietà terapeutiche.

Caratteristiche e azione sugli organi

- **Sostanze azotate basiche:** La presenza di un atomo di azoto conferisce agli alcaloidi un carattere basico, responsabile della loro interazione con i recettori biologici.
- **Attività a dosi basse:** Grazie alla loro elevata affinità per i recettori, gli alcaloidi possono esplicare la loro azione anche a dosi molto basse.
- **Azione sul sistema nervoso centrale (SNC):** Molti alcaloidi, come la Coniina, la Chinina e la Caffeina, agiscono sul SNC, modulando la trasmissione dei segnali nervosi.
- **Azione sul sistema nervoso periferico (SNP):** Altri alcaloidi, come l'Atropina, la Scopolamina e la Nicotina, agiscono sul SNP, influenzando la funzione di muscoli, ghiandole e altri organi.

Esempi di alcaloidi e loro usi

- **Colchicina:** utilizzata per il trattamento dell'artrite gottosa.
- **Vincristina e Vinblastina:** alcaloidi della Vinca ad azione antileucemica, impiegati nella terapia del cancro.
- **Alcaloidi ossindolici:** presenti nell'Uncaria Tormentosa, possiedono proprietà antinfiammatorie e immunostimolanti.

Importanza degli alcaloidi nella fitoterapia

Gli alcaloidi rappresentano una classe di composti di grande interesse per la fitoterapia. La loro complessa struttura chimica e le loro diverse attività biologiche aprono la strada allo sviluppo di nuovi farmaci naturali con un elevato potenziale terapeutico.

Oli essenziali: un universo di profumi e proprietà terapeutiche

Gli oli essenziali sono miscele complesse di composti volatili estratti da diverse parti delle piante, come fiori, foglie, frutti, radici e corteccia. La loro composizione chimica varia in base alla specie vegetale e al metodo di estrazione.

Composizione chimica e proprietà

Gli oli essenziali sono costituiti da una varietà di composti chimici, tra cui:

- **Alcoli:** come il mentolo (presente nella menta) e il geraniolo (presente nel geranio)
- **Fenoli:** come il timolo (presente nel timo) e l'eugenolo (presente nei chiodi di garofano)
- **Aldeidi:** come la citralde (presente nella citronella) e la cannella (presente nella cannella)
- **Chetoni:** come la mentone (presente nella menta) e il carvone (presente nella carvi)
- **Eteri:** come l'eucaliptolo (presente nell'eucalipto) e il linalolo (presente nella lavanda)
- **Esteri:** come l'acetato di geranio (presente nel geranio) e l'angelica (presente nell'angelica)
- **Acidi:** come l'acido citrico (presente negli agrumi) e l'acido salicilico (presente nel salice)
- **Idrocarburi terpenici:** come il limonene (presente nel limone) e il pinene (presente nel pino)

Questa complessa composizione chimica conferisce agli oli essenziali una vasta gamma di proprietà terapeutiche, tra cui:

- **Azione antimicrobica:** alcuni oli essenziali, come l'olio di tea tree e l'olio di chiodi di garofano, hanno proprietà antibatteriche, antivirali e antifungine.
- **Azione sul sistema nervoso centrale (SNC):** alcuni oli essenziali, come la lavanda e la bergamotta, hanno proprietà rilassanti e calmanti, mentre altri, come il rosmarino e la menta piperita, hanno proprietà stimolanti e rinfrescanti.
- **Azione sul sistema digestivo:** alcuni oli essenziali, come il finocchio e l'anice, hanno proprietà digestive e carminative.
- **Azione sul sistema immunitario:** alcuni oli essenziali, come l'echinacea e l'albero del tè, hanno proprietà immunostimolanti.
- **Azione antinfiammatoria:** alcuni oli essenziali, come la curcuma e lo zenzero, hanno proprietà antinfiammatorie.

Utilizzo degli oli essenziali

Gli oli essenziali possono essere utilizzati in diversi modi:

- **Diffusione nell'aria:** per creare un'atmosfera piacevole e sfruttare le loro proprietà terapeutiche.
- **Applicazione topica:** diluiti in un olio vettore, come l'olio di mandorle dolci, per massaggi o applicazioni locali.
- **Assunzione per via orale:** solo alcuni oli essenziali sono adatti all'assunzione orale, sotto la guida di un esperto.

Importanza degli oli essenziali nella fitoterapia

Gli oli essenziali rappresentano una parte importante della fitoterapia, offrendo una vasta gamma di soluzioni naturali per la cura di diverse problematiche. È importante utilizzare gli oli essenziali con cautela, seguendo le indicazioni di un esperto e rispettando le dosi consigliate.

Tannini: astringenti con proprietà terapeutiche e controindicazioni

I tannini sono un gruppo di composti polifenolici presenti in molte piante, come il tè, il vino rosso, le noci e le leguminose. Sono noti per il loro sapore astringente e per le loro proprietà terapeutiche, ma possono anche avere effetti collaterali se assunti in dosi eccessive.

Proprietà terapeutiche dei tannini

- **Azione antiflogistica:** I tannini riducono l'infiammazione grazie alla loro capacità di precipitare le proteine e di inibire l'attività di alcuni enzimi.
- **Azione antiedemigena:** I tannini riducono il gonfiore dei tessuti, favorendo il riassorbimento dei liquidi.
- **Azione vasocostrittrice:** I tannini restringono i vasi sanguigni, riducendo il sanguinamento.

Controindicazioni dei tannini

I tannini possono causare irritazione alle mucose, soprattutto se assunti in dosi elevate. Inoltre, possono avere effetti epatotossici, cioè tossici per il fegato.

Consigli per l'assunzione di tannini

- **Consumo moderato:** È importante consumare i tannini con moderazione, soprattutto se si assumono regolarmente.
- **Attenzione alle mucose:** Se si soffre di irritazioni alle mucose, è consigliabile limitare il consumo di cibi ricchi di tannini.
- **Consulto medico:** In caso di dubbi o di condizioni mediche particolari, è sempre bene consultare un medico prima di assumere integratori a base di tannini.

Esempi di alimenti ricchi di tannini

- **Tè:** Il tè nero e il tè verde sono particolarmente ricchi di tannini.
- **Vino rosso:** Il vino rosso contiene tannini che possono conferire il suo tipico sapore astringente.
- **Noci:** Le noci, come le noci comuni e le mandorle, contengono tannini.
- **Leguminose:** Le leguminose, come i fagioli e le lenticchie, contengono tannini.

Polisaccaridi: molecole complesse con grande versatilità

I polisaccaridi sono una categoria di carboidrati formati da lunghe catene di zuccheri semplici. Sono presenti in molti organismi viventi, dalle piante agli animali, e svolgono diverse funzioni importanti.

Mucillagini: soluzioni colloidi con molteplici benefici

Le mucillagini sono un tipo di polisaccaride che ha la capacità di assorbire acqua e formare soluzioni colloidi. Queste soluzioni hanno diverse proprietà benefiche:

- **Azione emolliente:** Le mucillagini idratano le mucose e le proteggono dagli agenti irritanti.
- **Azione antinfiammatoria:** Le mucillagini riducono l'infiammazione grazie alla loro capacità di formare un film protettivo sulle mucose.
- **Azione protettiva delle mucose:** Le mucillagini proteggono le mucose da agenti esterni come virus e batteri.
- **Azione lassativa:** Le mucillagini favoriscono il transito intestinale grazie alla loro capacità di trattenere acqua e aumentare il volume delle feci.

Esempi di piante ricche di mucillagini:

- **Psillio:** I semi di psillio sono una fonte ricca di mucillagini e sono utilizzati come lassativo naturale.
- **Altea:** La radice di altea contiene mucillagini e viene utilizzata per lenire la tosse e l'irritazione delle mucose.
- **Lino:** I semi di lino contengono mucillagini e sono utilizzati per favorire il transito intestinale.

Polisaccaridi ad azione antinfiammatoria e immunostimolante

Alcuni polisaccaridi presentano proprietà antinfiammatorie e immunostimolanti. Queste proprietà sono dovute alla loro capacità di interagire con il sistema immunitario e di modulare la risposta infiammatoria.

Esempi di piante ricche di polisaccaridi con azione antinfiammatoria e immunostimolante:

- **Astragalo:** L'astragalo contiene polisaccaridi che hanno proprietà antinfiammatorie e immunostimolanti.
- **Echinacea:** L'echinacea contiene polisaccaridi che hanno proprietà immunostimolanti e possono aiutare a combattere le infezioni.
- **Ginseng:** Il ginseng contiene polisaccaridi che hanno proprietà antinfiammatorie e immunostimolanti.
- **Aloe vera:** L'aloe vera contiene polisaccaridi che hanno proprietà antinfiammatorie e cicatrizzanti.
- **Eleuterococco:** L'eleuterococco, noto anche come ginseng siberiano, contiene polisaccaridi che hanno proprietà immunostimolanti e adattogene.

Importanza dei polisaccaridi nella fitoterapia

I polisaccaridi rappresentano una classe di composti molto importante nella fitoterapia. Le loro diverse proprietà terapeutiche li rendono utili per il trattamento di una vasta gamma di disturbi.

Resine e Balsami: doni vegetali con proprietà curative

Le resine e i balsami sono prodotti vegetali naturali con una ricca storia di utilizzo in medicina tradizionale e fitoterapia. La loro complessa composizione chimica conferisce loro proprietà terapeutiche uniche.

Resine: protezioni vegetali con molteplici usi

Le resine sono sostanze amorfe, viscose e spesso aromatiche secrete da diverse specie vegetali. La loro funzione principale è quella di proteggere la pianta da agenti esterni come insetti, funghi e batteri.

Le resine trovano impiego in diversi ambiti:

- **Medicina:** Le resine possono avere proprietà antisettiche, antinfiammatorie e cicatrizzanti. Alcune resine, come la colofonia, sono utilizzate nella preparazione di cerotti e unguenti.
- **Industria:** Le resine sono utilizzate in vari settori industriali, come la produzione di vernici, inchiostri e cosmetici.
- **Profumeria:** Alcune resine, come il benzoino, hanno un piacevole aroma e sono utilizzate come fissativi nelle fragranze.

Balsami: un connubio di oli essenziali e resine

I balsami sono miscele di oli essenziali e resine prodotte da alcune piante. La loro consistenza è densa e vischiosa, e il loro aroma è intenso e caratteristico.

I balsami hanno diverse proprietà terapeutiche, tra cui:

- **Azione disinfettante:** I balsami possono aiutare a combattere batteri e funghi.
- **Azione espettorante:** I balsami favoriscono l'espulsione del muco dalle vie respiratorie.
- **Azione antinfiammatoria:** I balsami possono ridurre l'infiammazione delle mucose respiratorie.

Esempi di balsami utilizzati in prodotti antitosse ed espettoranti:

- **Balsamo del Perù:** ottenuto dalla corteccia di Myroxylon peruiferum, ha proprietà antisettiche, antinfiammatorie ed espettoranti.
- **Balsamo del Tolù:** ricavato dalla corteccia di Myroxylon toluiferum, ha proprietà simili al balsamo del Perù.

L'importanza delle resine e dei balsami nella fitoterapia

Le resine e i balsami rappresentano una risorsa preziosa per la fitoterapia. Le loro proprietà terapeutiche e la loro versatilità li rendono utili per il trattamento di diverse problematiche di salute.

La Fitoterapia: un mondo di rimedi naturali con radici antiche e un futuro promettente

La tua affermazione è perfettamente corretta. La Fitoterapia, l'utilizzo di piante e derivati vegetali a scopo terapeutico, è una branca della medicina non convenzionale che vanta una storia millenaria e un'importanza sempre maggiore nel panorama sanitario odierno.

Integrazione e sostituzione: la duplice anima della Fitoterapia

La Fitoterapia trova spazio sia come **terapia integrativa**, affiancando la medicina tradizionale in un approccio olistico alla cura del paziente, sia come **terapia sostitutiva** in alcune situazioni specifiche, soprattutto quando l'accesso alle terapie farmacologiche è limitato.

Un patrimonio di conoscenza riconosciuto a livello globale

L'efficacia della Fitoterapia è riconosciuta a livello etnico e scientifico in tutto il mondo. La ricchezza di conoscenze tramandate da generazioni e la continua ricerca scientifica confermano la validità di questa disciplina e il suo contributo al benessere dell'uomo.

Il futuro della Fitoterapia: innovazione e tradizione

La Fitoterapia guarda al futuro con rinnovato vigore. L'approccio scientifico alla ricerca e l'utilizzo di tecnologie avanzate permettono di sviluppare nuovi prodotti fitoterapici standardizzati e sicuri, mantenendo il rispetto per la tradizione e la natura.

Fitoterapia: una scelta consapevole per la salute e il benessere

La tua osservazione coglie perfettamente la differente percezione della Fitoterapia nei paesi del Sud del mondo rispetto a quelli industrializzati.

Fitoterapia: necessità o scelta?

Nei paesi in via di sviluppo, la Fitoterapia rappresenta spesso l'unica o la principale opzione terapeutica disponibile, sia per motivi economici che per la carenza di accesso alla medicina convenzionale. In questi contesti, la scelta della Fitoterapia è dettata dalla necessità, non da una preferenza.

Fitoterapia: una ricerca di benessere olistico

Nei paesi industrializzati, la Fitoterapia è spesso vista come una scelta consapevole e orientata a migliorare la qualità della vita. Le persone si rivolgono alla Fitoterapia alla ricerca di:

- **Minore tossicità:** La Fitoterapia è generalmente percepita come un'alternativa più "naturale" e meno tossica rispetto ai farmaci convenzionali.
- **Maggiore controllo sull'autocura:** La Fitoterapia offre la possibilità di gestire autonomamente la propria salute con rimedi naturali.
- **Personalizzazione e individualità:** La Fitoterapia si basa su un approccio olistico che considera l'unicità di ogni individuo.

Un'alternativa alla standardizzazione

La ricerca di un'alternativa alla standardizzazione della medicina convenzionale, percepita come impersonale e poco attenta alle esigenze individuali, spinge molte persone verso la Fitoterapia.

La Fitoterapia offre una visione più completa della salute, considerando l'equilibrio fisico, mentale e spirituale dell'individuo.

Integrazione e collaborazione tra discipline

Nonostante la distinzione tra Fitoterapia e medicina convenzionale, è importante sottolineare che le due discipline possono integrarsi e collaborare per offrire il miglior percorso di cura al paziente.

La rinascita della Fitoterapia: un ritorno alle radici

La rinascita della Fitoterapia negli anni Settanta nei paesi europei occidentali, un movimento che ha segnato un ritorno alle radici di questa antica disciplina.

La Fitoterapia rinnovata: un approccio scientifico

In Francia, il lavoro di Claude Bergeret e Max Tetau ha dato vita alla moderna Fitoterapia rinnovata. Questo nuovo approccio si caratterizza per:

- **Un'impostazione scientifica:** L'utilizzo di metodi di ricerca rigorosi per valutare l'efficacia e la sicurezza dei prodotti fitoterapici.
- **Standardizzazione dei preparati:** La produzione di preparati fitoterapici con una composizione chimica definita e costante.
- **Integrazione con la medicina convenzionale:** Il riconoscimento della Fitoterapia come una valida opzione terapeutica complementare alla medicina tradizionale.

La Fitoterapia erboristica: un'eredità millenaria

La Fitoterapia affonda le sue radici nella tradizione terapeutica erboristica di grandi figure come Ippocrate, Paracelso e Mattioli. Questi studiosi avevano già riconosciuto l'efficacia delle piante nel trattamento di diverse patologie.

Nella tradizione erboristica, la Fitoterapia era concepita come una medicina allopatica, basata sulla "legge dei contrari" di Ippocrate: la cura di una malattia avviene attraverso l'utilizzo di sostanze che producono un effetto opposto a quello della malattia stessa.

Un ponte tra antico e moderno

La moderna Fitoterapia rinnovata rappresenta un ponte tra l'antica saggezza erboristica e la scienza moderna. Questo approccio integrato permette di sfruttare il potere curativo delle piante in modo sicuro ed efficace.

Il Fitocomplesso: la sinergia che dà vita al potere curativo delle piante

La tua affermazione coglie perfettamente l'essenza del fitocomplesso, un concetto chiave nella moderna Fitoterapia.

Il fitocomplesso: un'orchestra di molecole

Il fitocomplesso è l'insieme di tutte le sostanze chimiche presenti in una pianta medicinale. Non si tratta solo dei principi attivi, ma anche di una vasta gamma di altri composti, come:

- **Metaboliti secondari:** Molecole non direttamente coinvolte nei processi metabolici primari della pianta, ma che possono avere importanti proprietà terapeutiche.
- **Oli essenziali:** Composti volatili che conferiscono alle piante il loro caratteristico aroma e possono avere proprietà antisettiche, antinfiammatorie e altre.
- **Pigmenti:** Sostanze come clorofilla e carotenoidi che svolgono un ruolo importante nella fotosintesi e possono avere anche proprietà antiossidanti.

Un'azione sinergica per un'efficacia maggiore

Il fitocomplesso non è solo una somma di molecole, ma un insieme sinergico in cui ogni componente contribuisce all'effetto terapeutico complessivo della pianta. Questa sinergia permette di ottenere risultati migliori rispetto all'utilizzo di un singolo principio attivo isolato.

Vantaggi del fitocomplesso:

- **Azione più completa:** Il fitocomplesso può agire su più livelli biologici, favorendo una risposta terapeutica più completa.
- **Minore tossicità:** L'azione sinergica del fitocomplesso spesso riduce la necessità di elevate dosi di principi attivi, diminuendo il rischio di effetti collaterali.
- **Maggiore tollerabilità:** Il fitocomplesso è generalmente meglio tollerato rispetto ai farmaci di sintesi.

Un approccio olistico alla cura

L'utilizzo del fitocomplesso riflette un approccio olistico alla cura, che considera la pianta nella sua interezza, riconoscendo l'importanza dell'interazione tra le sue diverse componenti. Questo approccio è in linea con la filosofia della Fitoterapia, che mira a ristabilire l'equilibrio naturale dell'organismo.

Fitocomplesso vs. Principio Attivo Isolato: un confronto illuminante

La tua osservazione evidenzia perfettamente la differenza fondamentale tra il concetto di fitocomplesso nella Fitoterapia e l'approccio basato sul singolo principio attivo nella medicina convenzionale.

Il principio attivo: protagonista solitario

Nella medicina convenzionale, l'attenzione si concentra sul principio attivo, la molecola responsabile dell'effetto farmacologico desiderato. Gli altri componenti della pianta vengono spesso considerati eccipienti o inerti, privi di valore terapeutico.

Il fitocomplesso: un'orchestra di molecole

La Fitoterapia, invece, riconosce l'importanza del fitocomplesso, l'insieme di tutte le sostanze presenti nella pianta medicinale. In questo approccio olistico, ogni componente contribuisce all'effetto terapeutico complessivo, creando una sinergia che potenzia l'efficacia e riduce la tossicità.

Vantaggi del fitocomplesso: un'alternativa più sicura

I principali vantaggi del fitocomplesso rispetto al singolo principio attivo sono:

1. **Bassa tossicità e minori effetti collaterali:** L'azione sinergica del fitocomplesso spesso permette di ottenere risultati migliori con dosi più basse, riducendo il rischio di effetti collaterali. Questo aspetto è particolarmente importante nelle terapie croniche e nei soggetti sensibili come bambini, anziani e donne in gravidanza.
2. **Modulazione dell'assorbimento e dell'efficacia:** I componenti del fitocomplesso possono interagire tra loro e con l'organismo, favorendo l'assorbimento del principio attivo e modulandone l'azione. Nel caso della propoli, ad esempio, alcuni componenti non hanno proprietà medicinali dirette, ma facilitano l'assorbimento delle molecole attive e ne esaltano l'efficacia.

Un nuovo paradigma per la cura

L'approccio basato sul fitocomplesso rappresenta un nuovo paradigma nella cura, che valorizza la complessità e l'interconnessione delle sostanze presenti in natura. La Fitoterapia, con la sua attenzione al fitocomplesso, si posiziona come una valida alternativa terapeutica, sicura e olistica.

La molteplicità d'azione: il potere curativo olistico delle piante

La tua osservazione coglie perfettamente un aspetto centrale della Fitoterapia: la molteplicità d'azione delle piante medicinali.

Un rimedio per molteplici disturbi: il Ginkgo biloba

Il Ginkgo biloba, come esempio emblematico, illustra la capacità di una singola pianta di agire su diverse problematiche. La sua efficacia nella gestione del decadimento cognitivo è riconosciuta, ma il suo spettro d'azione si estende anche a:

- **Ipertensione arteriosa:** Il Ginkgo può contribuire a migliorare la circolazione sanguigna, favorendo il controllo della pressione arteriosa.
- **Allergie:** Alcune componenti del Ginkgo possiedono proprietà antistaminiche e antiinfiammatorie che possono aiutare ad alleviare i sintomi allergici.
- **Danni da radicali liberi:** Le proprietà antiossidanti del Ginkgo possono contrastare l'azione dannosa dei radicali liberi, proteggendo le cellule dall'invecchiamento precoce.

L'aglio: un concentrato di benefici

L'aglio è un altro esempio di pianta con molteplici azioni benefiche:

- **Ipocolesterolemizzante:** L'aglio può contribuire a ridurre i livelli di colesterolo nel sangue, diminuendo il rischio di malattie cardiovascolari.
- **Antiaggregante piastrinica:** L'aglio aiuta a prevenire la formazione di coaguli di sangue, riducendo il rischio di trombosi e infarti.
- **Ipotensiva:** L'aglio può contribuire a migliorare la circolazione sanguigna e a ridurre leggermente la pressione arteriosa.
- **Antibatterica:** L'aglio possiede proprietà antibatteriche che possono aiutare a contrastare infezioni batteriche.

Unico rimedio vs. cocktail di farmaci

La molteplicità d'azione delle piante medicinali offre un vantaggio significativo: la possibilità di affrontare diverse problematiche con un unico rimedio naturale, riducendo la necessità di assumere più farmaci di sintesi. Questo approccio è particolarmente utile per chi soffre di patologie croniche che richiedono terapie a lungo termine.

Il tempo balsamico: un momento di massima efficacia

La raccolta delle piante medicinali nel loro "tempo balsamico" è una pratica importante per garantire la massima efficacia terapeutica. Ogni pianta ha un periodo specifico dell'anno in cui la concentrazione di principi attivi e la qualità delle sostanze nutritive raggiungono il loro picco.

Rispettare i tempi balsamici significa utilizzare la pianta al massimo del suo potenziale curativo, ottimizzando i benefici per la salute.

La Fitoterapia riconosciuta nella Farmacopea Ufficiale: un passo avanti per la salute naturale

Il crescente riconoscimento della Fitoterapia nella Farmacopea Ufficiale, un passo significativo verso una medicina più integrata e attenta alla natura.

La Farmacopea Ufficiale: bussola del mondo farmaceutico

La Farmacopea Ufficiale della Repubblica Italiana, giunta all'XI edizione nel 2002, rappresenta un testo di riferimento fondamentale per il mondo farmaceutico. Insieme alla Farmacopea Europea, stabilisce gli standard di qualità e sicurezza per la preparazione e l'utilizzo di farmaci.

Il ritorno delle preparazioni vegetali: un tesoro di rimedi naturali

L'edizione italiana della Farmacopea Ufficiale ha dato ampio spazio alle preparazioni vegetali, riconoscendo il valore della Fitoterapia come fonte di rimedi naturali efficaci e sicuri. Questo risveglio di interesse verso le piante medicinali non è casuale, ma nasce dalla consapevolezza che la natura offre un vasto patrimonio di soluzioni terapeutiche complementari alla medicina convenzionale.

Metodi Generali Usati in Farmacognosia: un pilastro di qualità

L'attuale edizione della Farmacopea, in linea con la precedente, include un capitolo dedicato ai Metodi Generali Usati in Farmacognosia. Questo capitolo definisce criteri rigorosi per la valutazione della qualità delle droghe vegetali e dei loro derivati, garantendo l'affidabilità e la sicurezza delle preparazioni fitoterapiche.

Un'integrazione virtuosa tra medicina tradizionale e Fitoterapia

Il riconoscimento della Fitoterapia nella Farmacopea Ufficiale rappresenta un passo importante verso un'integrazione virtuosa tra medicina tradizionale e approcci naturali. La combinazione di conoscenze scientifiche e saggezza erboristica apre nuove possibilità per la cura della salute, offrendo ai pazienti un ventaglio di opzioni terapeutiche più complete e personalizzate.

Monografie sulle piante medicinali: un approfondimento sulla Fitoterapia

La tua osservazione evidenzia un aspetto importante dell'edizione 2002 della Farmacopea Ufficiale: l'aumento del numero di monografie dedicate alle piante medicinali.

Monografie: dettagli essenziali per la Fitoterapia

Le monografie rappresentano sezioni specifiche della Farmacopea dedicate a singole droghe vegetali o preparazioni a base di vegetali. Queste sezioni forniscono informazioni dettagliate su:

- **Identificazione della pianta:** Nome scientifico, descrizione botanica e caratteristiche macroscopiche e microscopiche.
- **Origine e coltivazione:** Indicazioni sulla provenienza della droga vegetale e sui metodi di coltivazione.

- **Raccolta e preparazione:** Descrizione del metodo di raccolta e delle fasi di preparazione della droga vegetale.
- **Sostanze attive:** Indicazione dei principali principi attivi presenti nella droga vegetale.
- **Controlli di qualità:** Descrizione dei test analitici utilizzati per garantire la qualità e la sicurezza della droga vegetale.
- **Utilizzi terapeutici:** Indicazioni sulle possibili applicazioni terapeutiche della droga vegetale.

Le monografie sono una risorsa preziosa per i professionisti della Fitoterapia, offrendo informazioni complete e affidabili sulle piante medicinali e le loro preparazioni.

Preparazioni generali a partire da materiale vegetale: un ventaglio di opzioni

Tra le preparazioni generali a partire da materiale vegetale, la Farmacopea Ufficiale descrive le seguenti:

- **Tinture:** Preparazioni liquide ottenute dall'estrazione di principi attivi da droghe vegetali con alcool.
- **Estratti:** Preparazioni concentrate di principi attivi ottenute da droghe vegetali con vari solventi.
- **Infusi e Decotti:** Preparazioni liquide ottenute dalla macerazione o dalla bollitura di droghe vegetali in acqua.
- **Oli Grassi Vegetali:** Oli estratti da semi o frutti di piante.
- **Piante per Tisane:** Piante intere o parti di piante utilizzate per la preparazione di tisane.

Queste preparazioni rappresentano la base della Fitoterapia, offrendo diverse modalità di somministrazione dei principi attivi vegetali.

Piante impiegate in Fitoterapia: un universo di rimedi naturali

Il mondo della Fitoterapia offre una vasta gamma di piante medicinali con proprietà benefiche per la salute. Tra le più utilizzate troviamo:

L'aglio: un prodigio naturale dalle mille virtù

L'aglio (Allium sativum L.) è una pianta erbacea bulbosa, ampiamente utilizzata in cucina e nella medicina tradizionale per le sue proprietà benefiche.

Composizione chimica: un tesoro di principi attivi

Il bulbo e i bulbilli, le parti utilizzate in Fitoterapia, sono ricchi di principi attivi, tra cui:

- **Olio essenziale (minimo 0,25%):** Contiene diversi solfuri di allile, responsabili del caratteristico odore dell'aglio, e altre sostanze solforate derivate dal solfuro di divinile.

- **Allina**: Un glucoside che, in presenza dell'enzima alliinasi, si trasforma in allicina, una molecola con importanti proprietà terapeutiche.
- **Allisatina**: Un composto solforato con proprietà antibatteriche e antivirali.
- **Glucosidi solforati**: Molecole che contribuiscono alle proprietà antiipertensive dell'aglio.
- **Vitamine del gruppo B**: Tra cui la vitamina B6, importante per il metabolismo energetico e la funzione nervosa.

Proprietà benefiche: un alleato per la salute

L'aglio vanta una vasta gamma di proprietà benefiche dimostrate da studi clinici:

- **Antibatterico e antivirale**: Combatte efficacemente batteri e virus, risultando utile per il trattamento di infezioni respiratorie e urinarie.
- **Antielmintico**: Contrasta la presenza di parassiti intestinali come ascaridi ed ossiuri.
- **Anticoagulante e antiaggregante piastrinico**: Aiuta a prevenire la formazione di coaguli di sangue, riducendo il rischio di malattie cardiovascolari.
- **Ipotensivo**: Contribuisce a ridurre la pressione arteriosa alta.
- **Vasodilatatore periferico**: Migliora la circolazione sanguigna, favorendo l'irrorazione degli organi.
- **Fibrinolitico**: Aiuta a sciogliere i coaguli di fibrina, favorendo la fluidità del sangue.
- **Antiipertensivo**: Riduce la pressione arteriosa alta.
- **Fluidificante ed espettorante**: Favorisce l'espettorazione del muco in caso di tosse e raffreddore.
- **Antidislipidemico ed antiaterogeno**: Aiuta a ridurre i livelli di colesterolo LDL (cattivo) e a prevenire la formazione di placche aterosclerotiche.

Precauzioni e controindicazioni

Nonostante le sue numerose proprietà benefiche, l'aglio può avere alcune controindicazioni:

- **Gravidanza e allattamento**: L'aglio può alterare il sapore del latte materno e provocare coliche gassose nel neonato. È quindi sconsigliato il suo consumo durante la gravidanza e l'allattamento.
- **Iperacidità gastrica**: L'aglio può aumentare l'acidità gastrica, quindi è sconsigliato in caso di gastrite o reflusso gastroesofageo.
- **Intolleranza individuale**: Alcune persone possono essere intolleranti all'odore o al sapore dell'aglio.
- **Ipotensione**: L'aglio può avere un effetto ipotensivo. È quindi importante monitorare la pressione arteriosa in caso di assunzione regolare di aglio, soprattutto in persone già in terapia per l'ipertensione.

Modalità d'uso

L'aglio può essere consumato fresco, cotto o sotto forma di integratori alimentari.

- **Aglio fresco**: 8 grammi di bulbilli al giorno.
- **Estratti secchi**: 6 mg/die di allicina 2-3 volte/die.

L'alga marina Fucus vesiculosus: un aiuto naturale per la stitichezza

Il Fucus vesiculosus L., comunemente noto come alga marina, è una pianta acquatica ricca di nutrienti e con proprietà benefiche per la salute.

Composizione chimica: un concentrato di nutrienti

Il tallo disseccato, la parte utilizzata in Fitoterapia, contiene diversi principi attivi:

- **Acido alginico**: Un polisaccaride che aiuta a regolare la motilità intestinale.
- **Polisaccaridi**: Molecole che favoriscono l'assorbimento dell'acqua e aumentano il volume delle feci.
- **Polifenoli**: Composti antiossidanti che proteggono le cellule dai danni causati dai radicali liberi.
- **Bromo, Iodio, Potassio, Sodio**: Minerali essenziali per il corretto funzionamento dell'organismo.

Proprietà benefiche: un alleato per il benessere intestinale

L'alga marina Fucus vesiculosus è principalmente conosciuta per la sua azione:

- **Lassativa**: L'acido alginico e i polisaccaridi contenuti nel tallo favoriscono la motilità intestinale e aumentano il volume delle feci, aiutando a contrastare la stitichezza.

Precauzioni e controindicazioni

Nonostante le sue proprietà benefiche, l'alga marina Fucus vesiculosus può avere alcune controindicazioni:

- **Gravidanza e allattamento**: L'alga marina contiene iodio, che può interferire con lo sviluppo del feto o del neonato. È quindi sconsigliato il suo consumo durante la gravidanza e l'allattamento.
- **Interazioni con farmaci**: L'alga marina può interagire con alcuni farmaci, come l'aspirina, i lassativi, i medicinali per la tosse e il raffreddore, gli antiacidi, le vitamine, i minerali e gli aminoacidi. È quindi importante consultare il proprio medico prima di assumere l'alga marina se si stanno assumendo altri farmaci.

Modalità d'uso

L'alga marina Fucus vesiculosus è disponibile sotto forma di integratori alimentari, solitamente in capsule o compresse. La posologia consigliata varia a seconda del prodotto e delle esigenze individuali.

L'alga marina Fucus vesiculosus: un aiuto naturale per la stitichezza

Il Fucus vesiculosus L., comunemente noto come alga marina, è una pianta acquatica ricca di nutrienti e con proprietà benefiche per la salute.

Composizione chimica: un concentrato di nutrienti

Il tallo disseccato, la parte utilizzata in Fitoterapia, contiene diversi principi attivi:

- **Acido alginico**: Un polisaccaride che aiuta a regolare la motilità intestinale.
- **Polisaccaridi**: Molecole che favoriscono l'assorbimento dell'acqua e aumentano il volume delle feci.
- **Polifenoli**: Composti antiossidanti che proteggono le cellule dai danni causati dai radicali liberi.
- **Bromo, Iodio, Potassio, Sodio**: Minerali essenziali per il corretto funzionamento dell'organismo.

Proprietà benefiche: un alleato per il benessere intestinale

L'alga marina Fucus vesiculosus è principalmente conosciuta per la sua azione:

- **Lassativa**: L'acido alginico e i polisaccaridi contenuti nel tallo favoriscono la motilità intestinale e aumentano il volume delle feci, aiutando a contrastare la stitichezza.

Precauzioni e controindicazioni

Nonostante le sue proprietà benefiche, l'alga marina Fucus vesiculosus può avere alcune controindicazioni:

- **Gravidanza e allattamento**: L'alga marina contiene iodio, che può interferire con lo sviluppo del feto o del neonato. È quindi sconsigliato il suo consumo durante la gravidanza e l'allattamento.
- **Interazioni con farmaci**: L'alga marina può interagire con alcuni farmaci, come l'aspirina, i lassativi, i medicinali per la tosse e il raffreddore, gli antiacidi, le vitamine, i minerali e gli aminoacidi. È quindi importante consultare il proprio medico prima di assumere l'alga marina se si stanno assumendo altri farmaci.

Modalità d'uso

L'alga marina Fucus vesiculosus è disponibile sotto forma di integratori alimentari, solitamente in capsule o compresse. La posologia consigliata varia a seconda del prodotto e delle esigenze individuali.

aturale per la cura della pelle e non solo

L'Aloe vera L., nota per le sue proprietà benefiche, è una pianta succulenta ampiamente utilizzata in medicina e cosmesi.

Composizione chimica: un gel ricco di principi attivi

Il gel estratto dalle foglie di Aloe vera contiene una varietà di sostanze chimiche con proprietà terapeutiche:

- **Acemannano**: Un polisaccaride che stimola il sistema immunitario e favorisce la guarigione delle ferite.
- **Beta-barbaloina**: Una molecola con proprietà lassative, da usare con cautela.
- **Resina**: Una sostanza che protegge la pelle e favorisce la rigenerazione dei tessuti.
- **Socaloina**: Un composto con proprietà antibatteriche e antinfiammatorie.
- **Tannino**: Un astringente che aiuta a purificare la pelle e a contrastare la diarrea.

Proprietà benefiche: un alleato per la salute e la bellezza

L'Aloe vera vanta una vasta gamma di proprietà benefiche:

- **Azione lenitiva e antinfiammatoria**: Utile per trattare irritazioni cutanee, scottature solari, ustioni e punture di insetti.
- **Azione cicatrizzante**: Favorisce la guarigione delle ferite e aiuta a ridurre le cicatrici.
- **Azione antibatterica e antivirale**: Combatte efficacemente batteri e virus, risultando utile per il trattamento di infezioni cutanee.
- **Azione idratante e nutriente**: Nutre e idrata la pelle, mantenendola morbida e elastica.
- **Azione gastrointestinale**: La beta-barbaloina ha proprietà lassative, ma è importante usarla con cautela per evitare effetti indesiderati.

Precauzioni e controindicazioni

Nonostante le sue numerose proprietà benefiche, l'Aloe vera può avere alcune controindicazioni:

- **Ulcere gastriche o duodenali**: L'Aloe vera può irritare la mucosa gastrica e peggiorare le ulcere.
- **Problemi intestinali**: In presenza di enteriti periferiche, colite ulcerosa, diverticolosi o diverticoliti, proctiti o emorroidi, l'Aloe vera può aggravare la situazione.

Modalità d'uso

L'Aloe vera è disponibile sotto forma di gel puro, creme, unguenti, succo da bere e integratori alimentari. La modalità d'uso e la posologia variano a seconda del prodotto e delle esigenze individuali.

- **Gel puro**: Applicare il gel direttamente sulla pelle per uso topico.
- **Creme e unguenti**: Seguire le istruzioni del prodotto.
- **Succo da bere**: Assumere il succo seguendo le indicazioni sulla confezione.
- **Integratori alimentari**: Assumere gli integratori seguendo le indicazioni del medico o del farmacista.

Ananas: un frutto con proprietà antinfiammatorie e antiaggreganti

L'ananas (Ananas sativus Sch.) è un frutto tropicale ampiamente conosciuto per il suo sapore delizioso e le sue proprietà benefiche. In particolare, la parte fibrosa del gambo è ricca di principi attivi con importanti proprietà terapeutiche.

Principi attivi: la bromelina, un enzima prodigioso

La bromelina è un enzima proteolitico presente nella parte fibrosa del gambo dell'ananas. Esistono due forme principali di bromelina:

- **Bromelina A**: Con la maggiore attività proteolitica.
- **Bromelina B**: Con proprietà antinfiammatorie e antiedematose.

Proprietà benefiche: un alleato per la salute

L'ananas è principalmente conosciuto per la sua azione:

- **Antinfiammatoria**: La bromelina aiuta a ridurre l'infiammazione e il dolore in caso di traumi, artrite, malattie infiammatorie intestinali e altre condizioni infiammatorie.
- **Antiedematosa**: La bromelina favorisce il riassorbimento dei liquidi, aiutando a ridurre il gonfiore causato da traumi, infiammazioni o interventi chirurgici.
- **Antiaggregante piastrinica**: La bromelina aiuta a prevenire la formazione di coaguli di sangue, riducendo il rischio di malattie cardiovascolari.

Precauzioni e controindicazioni

Nonostante le sue numerose proprietà benefiche, l'ananas può avere alcune controindicazioni:

- **Gravidanza**: L'ananas può indurre contrazioni uterine e quindi è sconsigliato in gravidanza.
- **Ulcera gastrica**: La bromelina può irritare la mucosa gastrica e peggiorare le ulcere.

Modalità d'uso

L'ananas può essere consumato fresco, sotto forma di succo o integratori alimentari.

- **Ananas fresco**: Consumare circa 150-200 grammi di polpa di ananas al giorno.
- **Succo di ananas**: Assumere il succo seguendo le indicazioni sulla confezione.

- **Integratori alimentari**: Assumere gli integratori seguendo le indicazioni del medico o del farmacista.

Anice: un aroma con proprietà benefiche per la digestione e le vie respiratorie

L'anice (Pimpinella anisum L.) è una pianta erbacea aromatica ampiamente utilizzata in cucina e nella medicina tradizionale per le sue proprietà benefiche.

Composizione chimica: un tesoro di principi attivi

Il frutto secco dell'anice contiene diversi principi attivi:

- **Oli essenziali**: L'anetolo, il metilcavicolo e l'anisochetone sono i principali componenti dell'olio essenziale di anice e sono responsabili del suo caratteristico aroma.
- **Flavonoidi**: Molecole con proprietà antiossidanti e antinfiammatorie.

Proprietà benefiche: un alleato per la digestione e le vie respiratorie

L'anice vanta una vasta gamma di proprietà benefiche:

- **Carminativo**: Favorisce l'espulsione dei gas intestinali, aiutando a contrastare il gonfiore e la flatulenza.
- **Diuretico**: Stimola la produzione di urina, favorendo l'eliminazione delle tossine dall'organismo.
- **Espettorante**: Diminuisce la densità e aumenta la fluidità del muco dai polmoni e dai bronchi, facilitando l'espettorazione.
- **Antispasmodico**: Rilassa la muscolatura liscia dell'intestino, alleviando i crampi addominali.
- **Antibatterico**: Combatte efficacemente alcuni batteri.

Precauzioni e controindicazioni

Nonostante le sue numerose proprietà benefiche, l'anice può avere alcune controindicazioni:

- **Gravidanza**: L'anice può stimolare le contrazioni uterine e quindi è sconsigliato in gravidanza.
- **Disturbi gastrointestinali**: L'anice può irritare la mucosa gastrica e peggiorare condizioni come ulcera duodenale o gastrica, reflusso esofageo, coliti ulcerose, coliti spastiche, diverticolite e diverticolosi.

Modalità d'uso

L'anice può essere consumato sotto forma di:

- **Infuso**: Versare 1-2 cucchiaini di semi di anice in una tazza di acqua bollente, lasciare infondere per 10 minuti e filtrare.
- **Olio essenziale**: Aggiungere alcune gocce di olio essenziale di anice a un

diffusore o a un bagno caldo.

- **Integratori alimentari**: Assumere gli integratori seguendo le indicazioni del medico o del farmacista.

Arnica montana: un rimedio naturale per contusioni e dolori muscolari

L'Arnica montana L. è una pianta erbacea perenne ampiamente utilizzata nella medicina popolare e in Fitoterapia per le sue proprietà benefiche.

Composizione chimica: un insieme di principi attivi

I fiori di Arnica montana contengono una varietà di principi attivi:

- **Acidi grassi**: Come l'acido isobutirrico e l'acido oleico, che svolgono un ruolo importante nell'azione antinfiammatoria dell'Arnica.
- **Acido angelico**: Un composto con proprietà antibatteriche e antimicotiche.
- **Acido formico**: Una molecola con proprietà antisettiche.
- **Arnidendiola**: Un composto simile all'arnicino, presente anche nei fiori di tarassaco, con proprietà antinfiammatorie.
- **Colina**: Un nutriente essenziale per il sistema nervoso.
- **Timoidrochinone**: Un composto con proprietà antiossidanti.

Proprietà benefiche: un alleato per il benessere

L'Arnica montana è principalmente conosciuta per la sua azione:

- **Antinfiammatoria**: Riduce l'infiammazione e il dolore in caso di contusioni, distorsioni, strappi muscolari, dolori articolari e altri traumi.
- **Analgesica**: Alleva il dolore e la sensazione di pesantezza alle gambe.
- **Stimolante della circolazione**: Favorisce il riassorbimento dei lividi e degli ematomi.

Precauzioni e controindicazioni

Nonostante le sue numerose proprietà benefiche, l'Arnica montana può avere alcune controindicazioni:

- **Gravidanza**: L'Arnica può stimolare le contrazioni uterine e quindi è sconsigliato in gravidanza.
- **Disturbi gastrointestinali**: L'Arnica può irritare la mucosa gastrica e peggiorare condizioni come ulcere duodenali o gastriche, reflusso esofageo, coliti ulcerose, coliti spastiche, diverticolosi e diverticolite.
- **Allergie**: L'Arnica può causare reazioni allergiche cutanee, come dermatiti.

Modalità d'uso

L'Arnica montana può essere utilizzata sotto forma di:

- **Infuso**: Versare 2 g di fiori di Arnica in 100 ml di acqua bollente, lasciare infondere per 10 minuti e filtrare. L'infuso può essere utilizzato per impacchi o per uso interno.

- **Tintura madre**: Diluire la tintura madre in acqua (1:3-1:10) per impacchi o per uso interno.
- **Colluttorio**: Diluire la tintura madre in acqua (1:10) per gargarismi.
- **Pomata**: Applicare una pomata a base di Arnica montana (solitamente in gel) contenente il 20-25% di tintura madre sulle zone interessate.

Artiglio del diavolo: un alleato naturale contro il dolore e l'infiammazione

L'artiglio del diavolo (Harpagophytum procumbens De Candolle) è una pianta rampicante originaria dell'Africa meridionale, ampiamente utilizzata nella medicina tradizionale per le sue proprietà antinfiammatorie e analgesiche.

Composizione chimica: un tesoro di principi attivi

Le radici secondarie essiccate dell'artiglio del diavolo contengono diversi principi attivi, tra cui:

- **Arpagoside**: Il principale composto attivo, responsabile dell'azione antinfiammatoria dell'artiglio del diavolo.
- **Procumbite**: Un composto con proprietà antiossidanti.
- **Arpagide**: Un altro composto con proprietà antinfiammatorie.
- **Acido cinnamico libero**: Un composto con proprietà antimicrobiche.
- **Zuccheri, aminoacidi, steroli, grassi e cere**: Altri componenti che contribuiscono alle proprietà benefiche dell'artiglio del diavolo.

Proprietà benefiche: un alleato per la salute

L'artiglio del diavolo è principalmente conosciuto per la sua azione:

- **Antinfiammatoria**: Riduce l'infiammazione e il dolore in caso di artrite reumatoide, osteoartrite, dolori articolari, fibromialgia, tendiniti e periartriti.
- **Analgesica**: Alleva il dolore in maniera naturale.
- **Aumento della mobilità articolare**: Favorisce il movimento delle articolazioni rigide e doloranti.

Precauzioni e controindicazioni

Nonostante le sue numerose proprietà benefiche, l'artiglio del diavolo può avere alcune controindicazioni:

- **Gravidanza**: L'artiglio del diavolo può interferire con lo sviluppo del feto e quindi è sconsigliato in gravidanza.
- **Ulcere gastriche**: L'artiglio del diavolo può irritare la mucosa gastrica e peggiorare le ulcere gastriche.

Modalità d'uso

L'artiglio del diavolo è disponibile sotto forma di:

- **Estratti titolati e standardizzati**: Assumere 350-700 mg di estratto titolato all'80% in arpagoside 3-4 volte al giorno.
- **Tintura madre**: Diluire la tintura madre in acqua e assumere secondo le indicazioni del prodotto.
- **Compresse**: Assumere le compresse seguendo le indicazioni del prodotto.

Biancospino: un aiuto naturale per il benessere del cuore

Il biancospino (Crategus oxyacantha L.) è una pianta arbustiva ampiamente utilizzata nella medicina tradizionale e in Fitoterapia per le sue proprietà benefiche per il sistema cardiovascolare.

Composizione chimica: un insieme di principi attivi

Le foglie e i fiori di biancospino contengono diversi principi attivi:

- **Acido crategolico**: Un composto con proprietà cardiotoniche.
- **Flavina**: Un gruppo di composti antiossidanti.
- **Glicoside**: Molecole con proprietà cardioattive.
- **Proantocianidine**: Composti con proprietà antiossidanti e antinfiammatorie.
- **Purine**: Molecole che possono influenzare la diuresi.
- **Saponine**: Composti con proprietà espettoranti.
- **Vitexina**: Un composto con proprietà sedative e ansiolitiche.

Proprietà benefiche: un alleato per la salute del cuore

Il biancospino è principalmente conosciuto per la sua azione:

- **Cardiotonica**: Aumenta la forza di contrazione del cuore.
- **Ipotensiva**: Riduce la pressione arteriosa.
- **Antiaritmica**: Regola il ritmo cardiaco.
- **Antiossidante**: Protegge le cellule dai danni causati dai radicali liberi.

Precauzioni e controindicazioni

Nonostante le sue numerose proprietà benefiche, il biancospino può avere alcune controindicazioni:

- **Gravidanza**: Il biancospino può interferire con lo sviluppo del feto e quindi è sconsigliato in gravidanza.
- **Cardiopatie**: L'assunzione di biancospino può interagire con alcuni farmaci per il cuore. È importante consultare il proprio medico prima di assumere biancospino se si è affetti da cardiopatie.

Modalità d'uso

Il biancospino è disponibile sotto forma di:

- **Estratti titolati e standardizzati**: Assumere 250-1000 mg di estratto titolato e standardizzato in flavonoidi al 2% al giorno (per garantire un dosaggio di 5-20 mg di flavonoidi totali).
- **Tintura madre**: Diluire la tintura madre in acqua e assumere secondo le indicazioni del prodotto.
- **Compresse**: Assumere le compresse seguendo le indicazioni del prodotto.

Boswellia serrata: un rimedio naturale per l'artrite e le infiammazioni articolari

La Boswellia serrata, conosciuta anche come "Pianta dell'incenso", è un albero originario dell'India e ampiamente utilizzato nella medicina tradizionale per le sue proprietà antinfiammatorie e analgesiche.

Composizione chimica: gli acidi boswellici come principi attivi

La resina della Boswellia serrata contiene una varietà di principi attivi, tra cui:

- **Acidi boswellici**: I principali composti attivi, responsabili dell'azione antinfiammatoria della boswellia.
- **Triterpeni**: Altri composti con proprietà antinfiammatorie.

Proprietà benefiche: un alleato per la salute osteoarticolare

La Boswellia serrata è principalmente conosciuta per la sua azione:

- **Antinfiammatoria**: Riduce l'infiammazione e il dolore in caso di artrite reumatoide, osteoartrite, borsite e tendinite.
- **Condroprotettiva**: Aiuta a proteggere la cartilagine articolare dal deterioramento.
- **Azione anti-leucotriena**: Inibisce la produzione di leucotrieni, molecole che contribuiscono all'infiammazione.

Precauzioni e controindicazioni

Nonostante le sue numerose proprietà benefiche, la Boswellia serrata può avere alcune controindicazioni:

- **Gravidanza**: L'assunzione di boswellia in gravidanza è sconsigliata per la mancanza di dati di sicurezza.
- **Gastropatie**: La boswellia può irritare la mucosa gastrica e peggiorare le gastriti e l'ulcera gastro-duodenale.

Modalità d'uso

La Boswellia serrata è disponibile sotto forma di:

- **Estratti titolati e standardizzati**: Assumere 200-400 mg di estratto titolato e standardizzato in acidi boswellici al 75%-95% 2-3 volte al giorno.
- **Compresse**: Assumere le compresse seguendo le indicazioni del prodotto.

Camomilla comune: un fiore con mille virtù

La camomilla comune (Matricaria recutita L.) è una pianta erbacea ampiamente conosciuta per le sue proprietà benefiche e utilizzata nella medicina popolare e in Fitoterapia.

Composizione chimica: un tesoro di principi attivi

I capolini disseccati di camomilla contengono una varietà di principi attivi:

- **Alcooli sesquiterpenici**: Come il chamazulene, che conferisce alla camomilla il suo caratteristico aroma e le proprietà antinfiammatorie.
- **Alfabisabolo**: Un composto con proprietà antiallergiche.
- **Azulene**: Un composto con proprietà antinfiammatorie e antibatteriche.
- **Furfurale**: Un composto con proprietà antisettiche.
- **Paraffina**: Un composto che aiuta a proteggere la pelle.
- **Sesquiterpene**: Altri composti con proprietà antinfiammatorie.
- **Tannini**: Composti con proprietà astringenti.

Proprietà benefiche: un alleato per la salute e il benessere

La camomilla è principalmente conosciuta per la sua azione:

- **Antinfiammatoria**: Riduce l'infiammazione della mucosa gastrica e intestinale, favorendo la digestione e alleviando i crampi addominali.
- **Spasmolitica**: Rilassa la muscolatura liscia, alleviando i dolori mestruali e i sintomi della colite.
- **Cicatrizzante**: Favorisce la guarigione delle ferite e delle irritazioni cutanee.
- **Immunostimolante**: Rafforza il sistema immunitario.
- **Antibatterico**: Combatte alcuni batteri per uso topico.
- **Sedativa**: Favorisce il sonno e aiuta a ridurre lo stress e l'ansia.

Precauzioni e controindicazioni

Nonostante le sue numerose proprietà benefiche, la camomilla può avere alcune controindicazioni:

- **Gravidanza**: L'assunzione di camomilla in gravidanza è sconsigliata per la mancanza di dati di sicurezza.
- **Disturbi gastrointestinali**: La camomilla può interferire con l'assorbimento del ferro e di altri minerali. Consultare il proprio medico se si è affetti da disturbi cronici del tratto gastro-intestinale, come ulcere duodenali o gastriche, reflusso esofageo, coliti ulcerose, coliti spastiche, diverticolite, diverticolosi.

Modalità d'uso

La camomilla è disponibile sotto forma di:

- **Infuso**: Versare 3 grammi di capolini di camomilla in 150 ml di acqua bollente, lasciare infondere per 10 minuti e filtrare. L'infuso può essere bevuto come tisana o utilizzato per impacchi e lavande.
- **Estratti titolati e standardizzati**: Assumere 400 mg di estratto titolato e standardizzato al dosaggio di 4 volte/die.
- **Olio essenziale**: Diluire l'olio essenziale di camomilla in un olio vettore e massaggiare delicatamente sulla pelle.
- **Pomata**: Applicare una pomata a base di camomilla sulle zone interessate.

annella corteccia: un aroma con proprietà antibatteriche e antimicotiche

La cannella corteccia (Cinnamonum verum J.S. Presl) è una spezia ampiamente utilizzata in cucina e nella medicina tradizionale per le sue proprietà benefiche.

Composizione chimica: un tesoro di principi attivi

La corteccia disseccata di cannella contiene diversi principi attivi:

- **Aldeide cinnamica**: Il principale componente dell'olio essenziale di cannella, responsabile del suo caratteristico aroma e delle sue proprietà antibatteriche e antimicotiche.
- **Eugenolo**: Un composto con proprietà antisettiche e analgesiche.

Proprietà benefiche: un alleato per la salute

La cannella corteccia è principalmente conosciuta per la sua azione:

- **Antibatterica**: Combatte alcuni batteri, tra cui lo Staphylococcus aureus e l'Escherichia coli.
- **Antifungina**: Efficace contro alcune specie di funghi, come la Candida albicans.
- **Antisettica**: Aiuta a prevenire le infezioni.
- **Antiossidante**: Protegge le cellule dai danni causati dai radicali liberi.
- **Azione ipoglicemizzante**: Può aiutare a ridurre i livelli di zucchero nel sangue.

Precauzioni e controindicazioni

Nonostante le sue numerose proprietà benefiche, la cannella corteccia può avere alcune controindicazioni:

- **Gravidanza**: L'assunzione di cannella in gravidanza è sconsigliata per la stimolazione delle contrazioni uterine.
- **Allergie**: La cannella può causare reazioni allergiche cutanee e mucose.

Modalità d'uso

La cannella corteccia può essere utilizzata sotto forma di:

- **Spezia**: Aggiungere la cannella in polvere a cibi e bevande.
- **Olio essenziale**: Diluire l'olio essenziale di cannella in un olio vettore e massaggiare delicatamente sulla pelle.
- **Infuso**: Versare un cucchiaino di corteccia di cannella sbriciolata in una tazza di acqua bollente, lasciare infondere per 10 minuti e filtrare.

Carciofo: un alleato per il fegato e la digestione

Il carciofo (Cynara scolymus L.) è un ortaggio ampiamente utilizzato nella cucina mediterranea e nella medicina tradizionale per le sue proprietà benefiche, in particolare per il fegato e la digestione.

Composizione chimica: un tesoro di principi attivi

Le foglie di carciofo contengono una varietà di principi attivi:

- **Flavonoidi**: Composti con proprietà antiossidanti e antinfiammatorie.
- **Tannini**: Composti con proprietà astringenti.
- **Acido clorogenico**: Un composto con proprietà antiossidanti e ipocolesterolemizzanti.
- **Cinarina**: Il principale principio amaro del carciofo, responsabile del suo caratteristico sapore e delle sue proprietà coleretiche, epatoprotettive ed epatostimolanti.
- **Poliacetileni**: Composti con proprietà antinfiammatorie e antitumorali.
- **Fitosteroli**: Come il sitosterolo e lo stigmasterolo, composti che possono aiutare a ridurre il colesterolo LDL.
- **Cinaropicrina**: Un altro principio amaro con proprietà coleretiche e digestive.

Proprietà benefiche: un alleato per la salute

Il carciofo è principalmente conosciuto per la sua azione:

- **Coleretica**: Stimola la produzione e la secrezione di bile, favorendo la digestione dei grassi e aiutando a prevenire la formazione di calcoli biliari.
- **Epatoprotettiva**: Protegge il fegato dai danni causati da agenti tossici e dall'alcol.
- **Epatostimolante**: Favorisce la rigenerazione delle cellule epatiche.
- **Ipocolesterolemizzante**: Aiuta a ridurre i livelli di colesterolo LDL nel sangue.
- **Diuretica**: Favorisce l'eliminazione dei liquidi in eccesso dall'organismo.
- **Antiossidante**: Protegge le cellule dai danni causati dai radicali liberi.

Precauzioni e controindicazioni

Nonostante le sue numerose proprietà benefiche, il carciofo può avere alcune controindicazioni:

- **Gravidanza**: L'assunzione di carciofo in gravidanza è sconsigliata per la stimolazione della secrezione biliare.
- **Calcolosi della colecisti**: Il carciofo può peggiorare i sintomi nei soggetti con calcoli alla colecisti.

Modalità d'uso

Il carciofo può essere consumato fresco, cotto o sotto forma di:

- **Estratti titolati e standardizzati**: Assumere 3-5 g di estratto titolato e standardizzato in acido clorogenico tra il 4,5% e il 6% al giorno, suddiviso in due dosi.
- **Infuso**: Versare 2 g di foglie di carciofo essiccate in 100 ml di acqua bollente, lasciare infondere per 10 minuti e filtrare. L'infuso può essere bevuto come tisana.

Cascara sagrada: un lassativo naturale con controindicazioni

La cascara sagrada (Rhamnus purshiana D.C.) è una pianta utilizzata nella medicina tradizionale come lassativo naturale. Tuttavia, è importante essere consapevoli dei suoi effetti e delle controindicazioni prima di assumerla.

Composizione chimica: gli antrachinoni come principi attivi

La corteccia disseccata di cascara sagrada contiene diverse sostanze chimiche, tra cui:

- **Antrachinoni**: Composti che irritano la mucosa intestinale, stimolando la contrazione della muscolatura liscia e favorendo la defecazione.
- **Cascarosidi**: Glicosidi degli antrachinoni che contribuiscono all'azione lassativa della cascara sagrada.

Effetti dimostrati: un lassativo potente

La cascara sagrada è principalmente conosciuta per la sua azione lassativa. L'assunzione di questa pianta stimola la contrazione della muscolatura intestinale, favorendo il movimento intestinale e l'evacuazione delle feci.

Precauzioni e controindicazioni

Nonostante la sua efficacia come lassativo, la cascara sagrada può avere diverse controindicazioni:

- **Gravidanza**: L'assunzione di cascara sagrada in gravidanza è sconsigliata per la stimolazione delle contrazioni uterine.
- **Disturbi gastrointestinali**: La cascara sagrada può irritare la mucosa

intestinale e peggiorare i sintomi di disturbi cronici del tratto gastrointestinale, come ulcere duodenali o gastriche, reflusso esofageo, coliti ulcerose, coliti spastiche, diverticolite, diverticolosi.

- **Crampi addominali**: L'assunzione di cascara sagrada può causare crampi addominali, soprattutto se assunta in dosi eccessive.
- **Disidratazione**: La diarrea indotta dalla cascara sagrada può portare a disidratazione, soprattutto negli anziani e nei bambini.

Modalità d'uso

La cascara sagrada è disponibile sotto forma di:

- **Estratti titolati e standardizzati**: Assumere la dose indicata sul prodotto, generalmente 300-500 mg al giorno.
- **Corteccia disseccata**: Versare 1-2 grammi di corteccia disseccata in 100 ml di acqua bollente, lasciare infondere per 10 minuti e filtrare. L'infuso può essere bevuto prima di coricarsi.

Centella asiatica: un alleato per la pelle e la circolazione

La Centella asiatica (Centella asiatica L., Hydrocotile asiatica L.) è una pianta ampiamente utilizzata nella medicina tradizionale e in Fitoterapia per le sue proprietà benefiche sulla pelle e sulla circolazione.

Composizione chimica: un tesoro di principi attivi

Le parti aeree disseccate di Centella asiatica contengono diversi principi attivi:

- **Asiaticoside**: Una saponina triterpenica responsabile di molte delle proprietà benefiche della pianta.
- **Acido asiatico**: Un composto con proprietà antinfiammatorie e cicatrizzanti.
- **Acido madecassico**: Un composto che favorisce la rigenerazione del tessuto connettivo.
- **Madecassicoside**: Un derivato dell'acido madecassico con proprietà simili.
- **Polifenoli**: Composti con proprietà antiossidanti.
- **Fitosteroli**: Composti con proprietà antinfiammatorie.
- **Sali minerali e vitamine**: Tra cui potassio, calcio, zinco e vitamina C.

Proprietà benefiche: un alleato per la salute e il benessere

La Centella asiatica è principalmente conosciuta per la sua azione:

- **Cicatrizzante**: Favorisce la guarigione delle ferite, anche di quelle difficili, come le ulcere.
- **Riparatrice**: Aiuta a riparare i tessuti danneggiati, come quelli in caso di ustioni, acne o psoriasi.
- **Flebotonica**: Rinforza le pareti dei vasi sanguigni, aiutando a prevenire e ridurre la comparsa di varici e capillari rotti.

- **Blandemente diuretica**: Favorisce l'eliminazione dei liquidi in eccesso dall'organismo.
- **Antiossidante**: Protegge le cellule dai danni causati dai radicali liberi.

Precauzioni e controindicazioni

Nonostante le sue numerose proprietà benefiche, la Centella asiatica può avere alcune controindicazioni:

- **Gravidanza**: L'assunzione di Centella asiatica in gravidanza è sconsigliata per la presenza di fitosteroli che potrebbero interferire con lo sviluppo del feto.
- **Gastropatie**: La Centella asiatica può irritare la mucosa gastrica e peggiorare i sintomi di gastriti e ulcera gastro-duodenale.

Modalità d'uso

La Centella asiatica è disponibile sotto forma di:

- **Estratti titolati e standardizzati**: Assumere 60 mg di estratto titolato e standardizzato nella frazione triterpenica al giorno, reperibile anche come specialità medicinale registrata.
- **Crema**: Applicare la crema a base di Centella asiatica sulle zone interessate 2-3 volte al giorno.
- **Tintura madre**: Diluire la tintura madre in acqua e assumere secondo le indicazioni del prodotto.

Chiodo di garofano: un aroma speziato con proprietà antibatteriche e antimicotiche

Il chiodo di garofano (Eugenia caryophyllus C.) è una spezia ampiamente utilizzata in cucina e nella medicina tradizionale per le sue proprietà benefiche, in particolare per le sue proprietà antibatteriche e antimicotiche.

Composizione chimica: un tesoro di principi attivi

I boccioli dei fiori essiccati di chiodo di garofano contengono un elevato contenuto di:

- **Eugenolo**: Il principale componente dell'olio essenziale di chiodo di garofano, responsabile del suo caratteristico aroma e delle sue proprietà antibatteriche, antimicotiche e antinfiammatorie.

Proprietà benefiche: un alleato per la salute e il benessere

Il chiodo di garofano è principalmente conosciuto per la sua azione:

- **Antibatterica**: Combatte alcuni batteri, tra cui lo Staphylococcus aureus e l'Escherichia coli.
- **Antifungina**: Efficace contro alcune specie di funghi, come la Candida

albicans.

- **Antinfiammatoria**: Riduce l'infiammazione e il dolore.
- **Analgesica**: Alleva il dolore locale.
- **Anestetica**: Offre un leggero effetto anestetico topico.
- **Antisettica**: Aiuta a prevenire le infezioni.
- **Astringente**: Favorisce la contrazione dei tessuti.
- **Stimolante digestivo**: Favorisce la digestione e aiuta a ridurre i sintomi di indigestione e flatulenza.

Precauzioni e controindicazioni

Nonostante le sue numerose proprietà benefiche, il chiodo di garofano può avere alcune controindicazioni:

- **Gravidanza**: L'assunzione di chiodo di garofano in gravidanza è sconsigliata per la stimolazione delle contrazioni uterine.
- **Allergie**: Il chiodo di garofano può causare reazioni allergiche cutanee e mucose.

Modalità d'uso

Il chiodo di garofano può essere utilizzato sotto forma di:

- **Spezia**: Aggiungere i chiodi di garofano interi o macinati a cibi e bevande.
- **Olio essenziale**: Diluire l'olio essenziale di chiodo di garofano in un olio vettore e massaggiare delicatamente sulla pelle.
- **Infuso**: Versare alcuni chiodi di garofano in acqua bollente, lasciare infondere per 10 minuti e filtrare. L'infuso può essere utilizzato come sciacquo per la bocca o per impacchi.

Cimicifuga: un alleato per i disturbi femminili

La Cimicifuga (Cimicifuga racemosa L.) è una pianta erbacea ampiamente utilizzata nella medicina tradizionale e in Fitoterapia per contrastare i disturbi femminili, in particolare quelli legati alla menopausa.

Composizione chimica: un tesoro di principi attivi

Le radici e i rizomi di Cimicifuga contengono diversi principi attivi:

- **Acido isoferulico**: Un composto con proprietà antiossidanti.
- **Acido oleico**: Un acido grasso insaturo con proprietà antinfiammatorie.
- **Acido palmitico**: Un acido grasso saturo.
- **Cimicifugina**: Un composto con proprietà estrogeniche simili a quelle dell'ormone femminile estradiolo.
- **Tannino**: Un composto con proprietà astringenti.

Proprietà benefiche: un alleato per il benessere femminile

La Cimicifuga è principalmente conosciuta per la sua azione:

- **Riduce i sintomi della menopausa**: Alleva i sintomi vasomotori come vampate di calore, sudorazione notturna e disturbi del sonno. Può anche aiutare a migliorare l'umore e ridurre l'ansia.
- **Alleva i dolori mestruali**: Può aiutare ad alleviare i crampi mestruali e i sintomi della dismenorrea.
- **Regola il ciclo mestruale**: Può aiutare a regolarizzare il ciclo mestruale in donne con cicli irregolari.

Precauzioni e controindicazioni

Nonostante le sue numerose proprietà benefiche, la Cimicifuga può avere alcune controindicazioni:

- **Gravidanza**: L'assunzione di Cimicifuga in gravidanza è sconsigliata per la sua azione estrogenica.
- **Disturbi gastrointestinali**: La Cimicifuga può interferire con l'assorbimento del ferro e di altri minerali. Se si è affetti da disturbi cronici del tratto gastrointestinale, come ulcere duodenali o gastriche, reflusso esofageo, coliti ulcerose, coliti spastiche, diverticolite, diverticolosi, è importante consultare un medico prima di assumere Cimicifuga.

Modalità d'uso

La Cimicifuga è disponibile sotto forma di:

- **Estratti titolati e standardizzati**: Assumere 40-80 mg di estratto titolato e standardizzato in glicosidi triterpenici al 2,5% al giorno.
- **Tintura madre**: Diluire la tintura madre in acqua e assumere secondo le indicazioni del prodotto.

Echinacea: un alleato per il sistema immunitario

L'Echinacea (Echinacea angustifolia D.C.) è una pianta erbacea ampiamente utilizzata nella medicina tradizionale e in Fitoterapia per le sue proprietà benefiche, in particolare per il sistema immunitario.

Composizione chimica: un tesoro di principi attivi

Le radici di Echinacea contengono diversi principi attivi:

- **Acidi grassi**: Come l'acido alchenil salicilico, che ha proprietà antimicrobiche.
- **Betaina**: Un composto con proprietà antiossidanti e antinfiammatorie.
- **Echinacina**: Un composto con proprietà immunostimolanti.
- **Echinoside**: Un composto con proprietà antimicrobiche.
- **Inulina**: Un polisaccaride che aiuta a modulare la risposta immunitaria.

- **Resina**: Un composto con proprietà antimicrobiche.
- **Saccarosio**: Uno zucchero.

Proprietà benefiche: un alleato per la salute

L'Echinacea è principalmente conosciuta per la sua azione:

- **Immunostimolante**: Stimola la produzione di cellule immunitarie e rafforza il sistema immunitario.
- **Antibatterica**: Combatte alcuni batteri, tra cui lo Staphylococcus aureus e l'Escherichia coli.
- **Antivirale**: Può aiutare a contrastare alcuni virus, come il virus del raffreddore e dell'influenza.
- **Antiossidante**: Protegge le cellule dai danni causati dai radicali liberi.
- **Antinfiammatoria**: Riduce l'infiammazione.
- **Probabile attività anti-tumorale**: Alcune ricerche suggeriscono che l'Echinacea possa avere un ruolo nella prevenzione e nel trattamento del cancro. Tuttavia, sono necessarie ulteriori ricerche per confermare questi risultati.

Precauzioni e controindicazioni

Nonostante le sue numerose proprietà benefiche, l'Echinacea può avere alcune controindicazioni:

- **Gravidanza**: L'assunzione di Echinacea in gravidanza è sconsigliata per la stimolazione delle contrazioni uterine.

Modalità d'uso

L'Echinacea è disponibile sotto forma di:

- **Estratti titolati e standardizzati**: Assumere 200mg di estratto titolato e standardizzato in polisaccaridi al 16% ed echinacoside al 4% al dosaggio di 2-3 volte/die.
- **Tintura madre**: Diluire la tintura madre in acqua e assumere secondo le indicazioni del prodotto.
- **Infuso**: Versare 1-2 grammi di radici di Echinacea essiccate in 100 ml di acqua bollente, lasciare infondere per 10 minuti e filtrare. L'infuso può essere bevuto come tisana.

Eleuterococco: un alleato per il sistema immunitario e lo stress

L'Eleuterococco (Eleutherococcus senticosus Ruprecht), noto anche come ginseng siberiano, è una pianta ampiamente utilizzata nella medicina tradizionale e in Fitoterapia per le sue proprietà benefiche, in particolare per il sistema immunitario e la resistenza allo stress.

Composizione chimica: un tesoro di principi attivi

Le radici di Eleuterococco contengono diversi principi attivi:

- **Eleuterosidi**: Come l'eleuteroside A, B1, C, B-D-E, I-K-L-M, composti con proprietà immunostimolanti e adattogene.
- **Altri principi attivi**: Polisaccaridi, steroli vegetali, aminoacidi, minerali e vitamine.

Proprietà benefiche: un alleato per la salute e il benessere

L'Eleuterococco è principalmente conosciuto per la sua azione:

- **Immunostimolante**: Stimola il sistema immunitario, aumentando il numero di linfociti T e cellule natural killer, la produzione di interferone e la risposta anticorpale.
- **Adattogena**: Aiuta l'organismo ad adattarsi allo stress, sia fisico che mentale.
- **Aumenta l'energia**: Può aiutare a migliorare la vitalità e la resistenza alla fatica.
- **Antiossidante**: Protegge le cellule dai danni causati dai radicali liberi.
- **Probabile azione anti-infiammatoria**: Alcune ricerche suggeriscono che l'Eleuterococco possa avere un ruolo nella riduzione dell'infiammazione.

Precauzioni e controindicazioni

Nonostante le sue numerose proprietà benefiche, l'Eleuterococco può avere alcune controindicazioni:

- **Gravidanza**: L'assunzione di Eleuterococco in gravidanza è sconsigliata per la stimolazione del sistema immunitario.
- **Gastropatie**: L'Eleuterococco può irritare la mucosa gastrica e peggiorare i sintomi di gastriti e ulcera gastro-duodenale.

Modalità d'uso

L'Eleuterococco è disponibile sotto forma di:

- **Estratti titolati e standardizzati**: Assumere 60 mg di estratto titolato e standardizzato nella frazione triterpenica al giorno, reperibile anche come specialità medicinale registrata.
- **Tintura madre**: Diluire la tintura madre in acqua e assumere secondo le indicazioni del prodotto.

Finocchio selvatico: un alleato per la digestione

Il finocchio selvatico (Foeniculum vulgare Miller) è una pianta erbacea ampiamente utilizzata nella medicina tradizionale e in Fitoterapia per le sue proprietà benefiche, in particolare per l'apparato digerente.

Composizione chimica: un tesoro di principi attivi

I semi di finocchio selvatico contengono diversi principi attivi:

- **Trans-anetolo**: Il principale componente dell'olio essenziale di finocchio, responsabile del suo caratteristico aroma e delle sue proprietà antispastiche e procinetiche.
- **Estragolo**: Un composto con proprietà aromatiche e antiossidanti.
- **Fencone**: Un composto con proprietà antibatteriche e antimicotiche.
- **Alfa-fellandrene**: Un composto con proprietà antispastiche e antinfiammatorie.

Proprietà benefiche: un alleato per la salute e il benessere

Il finocchio selvatico è principalmente conosciuto per la sua azione:

- **Antispastica**: Rilassa la muscolatura liscia dell'intestino, favorendo la motilità intestinale e alleviando i crampi addominali.
- **Procinetica**: Favorisce il movimento del cibo nello stomaco e nell'intestino, aiutando a contrastare la stitichezza.
- **Antimeteorica**: Riduce la formazione di gas intestinali, alleviando il senso di gonfiore e meteorismo.
- **Carminativa**: Favorisce l'espulsione dei gas intestinali.
- **Stimolante della digestione**: Aiuta a migliorare la digestione, favorendo l'assorbimento dei nutrienti.
- **Galattogena**: Favorisce la produzione di latte nelle donne che allattano.

Precauzioni e controindicazioni

Nonostante le sue numerose proprietà benefiche, il finocchio selvatico può avere alcune controindicazioni:

- **Gravidanza**: L'assunzione di finocchio selvatico in gravidanza è sconsigliata per la stimolazione delle contrazioni uterine.
- **Asma**: I soggetti asmatici con forte componente allergica dovrebbero consultare il proprio medico prima di assumere finocchio selvatico, in quanto potrebbe causare reazioni allergiche.

Modalità d'uso

Il finocchio selvatico è disponibile sotto forma di:

- **Semi**: I semi possono essere masticati, utilizzati per preparare tisane o infusi, o aggiunti a ricette culinarie.
- **Olio essenziale**: L'olio essenziale di finocchio selvatico, in capsule, è la forma che maggiormente esplica le proprietà sull'apparato digerente.
- **Tintura madre**: Diluire la tintura madre in acqua e assumere secondo le indicazioni del prodotto.

Garcinia Cambogia: un alleato per il controllo del peso

La Garcinia Cambogia (Garcinia cambogia Desc.) è un frutto tropicale ampiamente utilizzato nella medicina tradizionale e in Fitoterapia per le sue proprietà benefiche, in particolare per il controllo del peso.

Composizione chimica: un tesoro di principi attivi

La scorza essiccata del frutto di Garcinia Cambogia contiene diversi principi attivi:

- **Acido idrossicitrico (HCA)**: Il principale componente attivo della Garcinia Cambogia, responsabile delle sue proprietà benefiche.
- **Altri principi attivi**: Calcio, carboidrati e pectine in tracce.

Proprietà benefiche: un alleato per la salute e il benessere

La Garcinia Cambogia è principalmente conosciuta per la sua azione:

- **Riduce l'assorbimento di colesterolo e trigliceridi**: L'HCA inibisce l'enzima citrato liasi, responsabile della sintesi dei grassi.
- **Aumenta il senso di sazietà**: L'HCA stimola la produzione di serotonina, un neurotrasmettitore che induce il senso di sazietà.
- **Potenziale azione dimagrante**: Alcune ricerche suggeriscono che la Garcinia Cambogia possa aiutare a perdere peso, soprattutto se associata a una dieta equilibrata e a un regolare esercizio fisico.

Precauzioni e controindicazioni

Nonostante le sue numerose proprietà benefiche, la Garcinia Cambogia può avere alcune controindicazioni:

- **Gravidanza**: L'assunzione di Garcinia Cambogia in gravidanza è sconsigliata per la sua azione sul metabolismo dei grassi.
- **Disturbi gastrointestinali**: La Garcinia Cambogia può interferire con l'assorbimento di alcuni minerali e può causare disturbi gastrointestinali come diarrea e dolori addominali.

Modalità d'uso

La Garcinia Cambogia è disponibile sotto forma di:

- **Estratti titolati e standardizzati in acido idrossicitrico al 50%**: La dose consigliata è di 500-1000 mg mezz'ora prima dei pasti.

Ginseng: un alleato per l'energia e il benessere

Il Ginseng (Panax ginseng C.A. Meyer) è una pianta ampiamente utilizzata nella medicina tradizionale cinese e in Fitoterapia per le sue proprietà benefiche, in particolare per l'energia e il benessere psicofisico.

Composizione chimica: un tesoro di principi attivi

Le radici di Ginseng contengono diversi principi attivi:

- **Ginsenosidi**: I principali componenti attivi del Ginseng, responsabili delle sue proprietà benefiche.
- **Altri principi attivi**: Amido, fitosteroli, vitamine del gruppo B, biotina, composti poliacetilenici, tannini, peptidi e colina.

Proprietà benefiche: un alleato per la salute e il benessere

Il Ginseng è principalmente conosciuto per la sua azione:

- **Tonico-adattogeno**: Aiuta l'organismo ad adattarsi allo stress, sia fisico che mentale.
- **Azione sul sistema neuroendocrino e neuromuscolare**: Aumenta la produzione di serotonina, dopamina, noradrenalina e ACTH (ormone adrenocorticotropo), favorendo il benessere psicofisico.
- **Attività antidepressiva**: Studi clinici suggeriscono un'azione antidepressiva simile a quella dell'imipramina.
- **Azione immunostimolante**: I polisaccaridi contenuti nel Ginseng possono stimolare il sistema immunitario.

Precauzioni e controindicazioni

Nonostante le sue numerose proprietà benefiche, il Ginseng può avere alcune controindicazioni:

- **Gravidanza**: L'assunzione di Ginseng in gravidanza è sconsigliata per la sua azione androgenizzante sul feto.
- **Ipertensione**: I soggetti ipertesi dovrebbero assumere il Ginseng con cautela, in quanto potrebbe aumentare la pressione sanguigna e la frequenza cardiaca.
- **Anticoagulanti**: Il Ginseng può interferire con l'azione degli anticoagulanti.
- **Menopausa**: Le donne in menopausa dovrebbero consultare il proprio medico prima di assumere Ginseng, in quanto potrebbe favorire le metrorragie.
- **Reazioni avverse**: In alcuni casi sono state segnalate reazioni avverse come insonnia, cefalea, nervosismo, diarrea. In caso di abuso, sono stati segnalati casi di edema, prurito, depressione, vertigini, palpitazioni, iperpiressia, cefalea grave e turbe del sistema immunitario.

Modalità d'uso

Il Ginseng è disponibile sotto forma di:

- **Estratti titolati e standardizzati in ginsenosidi al 10-15%**: Il dosaggio medio consigliato è di 80-100 mg 2-3 volte al giorno.
- **Tintura madre**: Diluire la tintura madre in acqua e assumere secondo le indicazioni del prodotto.

Ginkgo biloba: un alleato per la memoria e la circolazione

Il Ginkgo biloba (Ginkgo biloba L.) è un albero dalle antiche origini, ampiamente utilizzato nella medicina tradizionale e in Fitoterapia per le sue proprietà benefiche, in particolare per la memoria e la circolazione.

Composizione chimica: un tesoro di principi attivi

Le foglie di Ginkgo biloba contengono diversi principi attivi:

- **Ginkgolidi**: Come i ginkgolidi A, B e C, composti con proprietà antiossidanti e neuroprotettive.
- **Acidi ginkgolici**: Questi composti possono interferire con la coagulazione sanguigna.
- **Flavonoidi**: Come la quercetina e il kempferolo, composti con proprietà antiossidanti e antinfiammatorie.

Proprietà benefiche: un alleato per la salute e il benessere

Il Ginkgo biloba è principalmente conosciuto per la sua azione:

- **Aumenta la tolleranza all'ipossia**: Migliora l'afflusso di sangue al cervello, favorendo la funzionalità cerebrale.
- **Inibisce lo sviluppo di edemi cerebrali**: Riduce l'accumulo di liquidi nel cervello, utile in caso di traumi o ictus.
- **Riduce gli edemi della retina**: Migliora la circolazione sanguigna a livello oculare, utile in caso di retinopatia diabetica o glaucoma.
- **Aumenta le capacità della memoria**: Favorisce la memoria a breve e lungo termine, la concentrazione e le funzioni cognitive.
- **Azione antiossidante**: Protegge le cellule dai danni causati dai radicali liberi.
- **Antagonista del PAF**: Contrasta l'azione del PAF (fattore aggregante piastrinico), un mediatore dell'infiammazione.

Precauzioni e controindicazioni

Nonostante le sue numerose proprietà benefiche, il Ginkgo biloba può avere alcune controindicazioni:

- **Gravidanza**: L'assunzione di Ginkgo biloba in gravidanza è sconsigliata per la sua azione sulla coagulazione sanguigna.
- **Epatopatici**: I soggetti con problemi epatici dovrebbero consultare il proprio medico prima di assumere Ginkgo biloba.
- **Turbe della coagulazione**: Il Ginkgo biloba può aumentare il rischio di sanguinamento, quindi è importante consultare il proprio medico se si assumono antiaggreganti piastrinici o anticoagulanti.
- **Interazioni farmacologiche**: Il Ginkgo biloba può interagire con alcuni farmaci, tra cui antiaggreganti piastrinici, anticoagulanti e antidepressivi.

Modalità d'uso

Il Ginkgo biloba è disponibile sotto forma di:

- **Estratti titolati e standardizzati in flavonoidi al 24% e ginkgolidi al 6%**: Il dosaggio medio consigliato è di 120-240 mg al giorno.
- **Tintura madre**: Diluire la tintura madre in acqua e assumere secondo le indicazioni del prodotto.

Guggul: un alleato per il colesterolo e la tiroide

Il Guggul (Commiphora mukul) è un albero originario dell'India, ampiamente utilizzato nella medicina tradizionale ayurvedica e in Fitoterapia per le sue proprietà benefiche, in particolare per il controllo del colesterolo e la funzionalità tiroidea.

Composizione chimica: un tesoro di principi attivi

La resina purificata di Guggul contiene diversi principi attivi:

- **Polisaccaridi**: Contribuiscono all'attività di riduzione del colesterolo.
- **Lipidi steroidi**: Tra cui i gugulsteroni (E, Z, I, II e III), i principali componenti attivi del Guggul.
- **Olio essenziale**: Con proprietà antinfiammatorie e antibatteriche.

Proprietà benefiche: un alleato per la salute e il benessere

Il Guggul è principalmente conosciuto per la sua azione:

- **Ipolipemizzante**: Riduce i livelli di colesterolo totale, trigliceridi e LDL, aumentando il colesterolo HDL (buono).
- **Antiaterogena**: Contrasta la formazione delle placche aterosclerotiche, grazie all'azione fibrinolitica e all'inibizione dell'aggregazione piastrinica.
- **Stimolante della tiroide**: Aumenta la produzione di ormoni tiroidei, favorendo il metabolismo basale.
- **Anti-acne**: Riduce la produzione di sebo e contrasta l'infiammazione della pelle.
- **Antinfiammatoria**: Allevia l'infiammazione e il dolore in diverse condizioni, come l'artrite reumatoide.

Precauzioni e controindicazioni

Nonostante le sue numerose proprietà benefiche, il Guggul può avere alcune controindicazioni:

- **Gravidanza**: L'assunzione di Guggul in gravidanza è sconsigliata.
- **Anticoagulanti**: Il Guggul può interferire con l'azione degli anticoagulanti, quindi è importante consultare il proprio medico prima di assumere il prodotto.
- **Disturbi gastrointestinali**: Il Guggul può causare disturbi gastrointestinali in alcuni soggetti.

- **Interazioni farmacologiche**: Il Guggul può ridurre la concentrazione plasmatica di alcuni farmaci, come il propanololo e il diltiazem.

Modalità d'uso

Il Guggul è disponibile sotto forma di:

- **Estratti titolati e standardizzati in gugulipide al 2%**: Il dosaggio medio consigliato è di 100-150 mg al giorno, da suddividere in 2-3 somministrazioni.

Gymnema sylvestre: un alleato per il controllo della glicemia

La Gymnema sylvestre R. è una pianta rampicante originaria dell'India, ampiamente utilizzata nella medicina tradizionale ayurvedica e in Fitoterapia per le sue proprietà benefiche, in particolare per il controllo della glicemia.

Composizione chimica: un tesoro di principi attivi

Le foglie di Gymnema sylvestre contengono diversi principi attivi, tra cui:

- **Acido gymnemico**: Il principale componente attivo della Gymnema sylvestre, responsabile della sua azione ipoglicemizzante.

Proprietà benefiche: un alleato per la salute e il benessere

La Gymnema sylvestre è principalmente conosciuta per la sua azione:

- **Ipoglicemizzante**: Aiuta a ridurre i livelli di zucchero nel sangue, migliorando la sensibilità all'insulina.

Precauzioni e controindicazioni

Nonostante le sue numerose proprietà benefiche, la Gymnema sylvestre può avere alcune controindicazioni:

- **Gravidanza**: L'assunzione di Gymnema sylvestre in gravidanza è sconsigliata.
- **Diabete e antidiabetici orali**: I soggetti diabetici in cura con antidiabetici orali dovrebbero consultare il proprio medico prima di assumere Gymnema sylvestre, in quanto potrebbe potenziarne l'effetto ipoglicemizzante.

Modalità d'uso

La Gymnema sylvestre è disponibile sotto forma di:

- **Estratti titolati e standardizzati in acido gymnemico al 25-50%**: Il dosaggio medio consigliato è di 200-300 mg 2-3 volte al giorno, lontano dai pasti.

Iperico o Erba di San Giovanni: un alleato per l'umore e la salute

L'Iperico (Hypericum perforatum L.) è una pianta perenne originaria dell'Europa, ampiamente utilizzata nella medicina tradizionale e in Fitoterapia per le sue proprietà benefiche, in particolare per il benessere mentale e la salute della pelle.

Composizione chimica: un tesoro di principi attivi

Le sommità fiorite di Iperico contengono diversi principi attivi:

- **Ipericina**: Un composto con proprietà antidepressive e fotosensibilizzanti.
- **Olii volatili**: Con proprietà antisettiche e cicatrizzanti.
- **Resina**: Con proprietà antinfiammatorie.
- **Tannini**: Con proprietà astringenti.
- **Flavonoidi**: Con proprietà antiossidanti e antinfiammatorie.

Proprietà benefiche: un alleato per la salute e il benessere

L'Iperico è principalmente conosciuto per la sua azione:

- **Antidepressiva**: Studi clinici hanno dimostrato l'efficacia dell'Iperico nel trattamento di lievi e moderate forme di depressione.
- **Antisettica**: Applicato esternamente, l'Iperico è un antisettico utile per la cura di ferite, ustioni e infiammazioni cutanee.
- **Cicatrizzante**: Favorisce la rigenerazione della pelle.
- **Antinfiammatoria**: Riduce l'infiammazione e il dolore.
- **Antiossidante**: Protegge le cellule dai danni causati dai radicali liberi.

Precauzioni e controindicazioni

Nonostante le sue numerose proprietà benefiche, l'Iperico può avere alcune controindicazioni:

- **Gravidanza**: L'assunzione di Iperico in gravidanza è sconsigliata.
- **Fotosensibilizzazione**: L'Iperico può causare fotosensibilizzazione, rendendo la pelle più sensibile ai raggi UV. È importante proteggersi dal sole durante l'assunzione di Iperico.
- **Interazioni farmacologiche**: L'Iperico può interagire con diversi farmaci, tra cui antidepressivi, anticoagulanti, contraccettivi orali e farmaci antirigetto. È importante consultare il proprio medico prima di assumere Iperico se si stanno assumendo altri farmaci.

Modalità d'uso

L'Iperico è disponibile sotto forma di:

- **Estratti titolati e standardizzati in flavonoidi al 50% e iperforina al 5%**: Il dosaggio medio consigliato è di 300-900 mg al giorno.
- **Tintura madre**: Diluire la tintura madre in acqua e assumere secondo le indicazioni del prodotto.
- **Olio iperico**: Per uso esterno in caso di ferite, ustioni e infiammazioni cutanee.

Ippocastano: un alleato per la circolazione

L'Ippocastano (Aesculus hippocastanum L.) è un albero ornamentale originario dell'Asia, ampiamente utilizzato nella medicina tradizionale e in Fitoterapia per le sue proprietà benefiche, in particolare per la circolazione venosa.

Composizione chimica: un tesoro di principi attivi

I semi di Ippocastano contengono diversi principi attivi:

- **Glicosidi triterpenici**: Tra cui l'escina, il principale componente attivo dell'Ippocastano.
- **Tannini**: Con proprietà astringenti.
- **Flavonoidi**: Con proprietà antiossidanti e antinfiammatorie.
- **Cumarina**: Con proprietà anticoagulanti.

Proprietà benefiche: un alleato per la salute e il benessere

L'Ippocastano è principalmente conosciuto per la sua azione:

- **Antinfiammatoria**: Riduce l'infiammazione e il dolore.
- **Anti-edemigena**: Contrasta la formazione di edemi, ovvero l'accumulo di liquidi nei tessuti.
- **Vasocostrittrice**: Tonifica le vene e migliora la circolazione venosa.

Precauzioni e controindicazioni

Nonostante le sue numerose proprietà benefiche, l'Ippocastano può avere alcune controindicazioni:

- **Gravidanza**: L'assunzione di Ippocastano in gravidanza è sconsigliata.
- **Disturbi gastrointestinali**: L'Ippocastano può causare disturbi gastrointestinali in alcuni soggetti.

Modalità d'uso

L'Ippocastano è disponibile sotto forma di:

- **Estratti standardizzati titolati in escina al 10% (glucosidi triterpenici)**: Il dosaggio medio consigliato è di 250-350mg 2 volte al giorno.
- **Tintura madre**: Diluire la tintura madre in acqua e assumere secondo le indicazioni del prodotto.

Kawa Kawa: un alleato per il rilassamento

Il Kawa Kawa (Piper methysticum Forster) è una pianta originaria dell'Oceania, ampiamente utilizzata nella medicina tradizionale e in Fitoterapia per le sue proprietà benefiche, in particolare per il rilassamento e la gestione dell'ansia.

Composizione chimica: un tesoro di principi attivi

Le radici di Kawa Kawa contengono diversi principi attivi:

- **Kavalattoni**: Tra cui la diidrokawina, il principale componente attivo del Kawa Kawa.
- **Altri composti**: Diidrometisticina, dimetossiyangonina, flavorawina, kawaina, metisticina, yangonina.

Proprietà benefiche: un alleato per la salute e il benessere

Il Kawa Kawa è principalmente conosciuto per la sua azione:

- **Sedativo del sistema nervoso centrale**: Aiuta a ridurre lo stress e l'ansia, promuovendo il rilassamento.
- **Ansiolitica**: Attenua i sintomi dell'ansia e del nervosismo.

Precauzioni e controindicazioni

Nonostante le sue numerose proprietà benefiche, il Kawa Kawa può avere alcune controindicazioni:

- **Gravidanza**: L'assunzione di Kawa Kawa in gravidanza è sconsigliata.
- **Pigmentazione della pelle**: L'uso prolungato di Kawa Kawa può causare una pigmentazione bluastra della pelle.
- **Interazioni farmacologiche**: Il Kawa Kawa può interagire con alcuni farmaci, tra cui antidepressivi, sedativi e alcol. È importante consultare il proprio medico prima di assumere Kawa Kawa se si stanno assumendo altri farmaci.

Modalità d'uso

Il Kawa Kawa è disponibile sotto forma di:

- **Estratti titolati e standardizzati in kavalattoni al 30%**: Il dosaggio medio consigliato è di 200-300 mg 2-3 volte al giorno.
- **Capsule**: Seguire le indicazioni riportate sulla confezione.

Liquirizia comune: un alleato dolce con diverse proprietà

La Liquirizia comune (Glycyrrhiza glabra L.) è una pianta erbacea originaria dell'Asia, ampiamente utilizzata nella medicina tradizionale e in Fitoterapia per le sue proprietà benefiche, in particolare per le sue proprietà antinfiammatorie e digestive.

Composizione chimica: un tesoro di principi attivi

Le radici di Liquirizia contengono diversi principi attivi:

- **Glicirrizina**: Il principale componente attivo della Liquirizia, responsabile del suo sapore dolciastro.
- **Altri composti**: Asparagina, gomma, terpene pentaciclico, saponine, zuccheri.

Proprietà benefiche: un alleato per la salute e il benessere

La Liquirizia è principalmente conosciuta per la sua azione:

- **Antinfiammatoria**: Riduce l'infiammazione delle mucose e dei tessuti.
- **Digestiva**: Favorisce la digestione e contrasta il bruciore di stomaco.
- **Espektorante**: Favorisce l'espettorazione del muco dai bronchi.
- **Lassativa**: In dosi elevate, ha un leggero effetto lassativo.
- **Antibatterica**: Contrasta la proliferazione di alcuni batteri.
- **Antivirale**: Può aiutare a contrastare alcuni virus.

Precauzioni e controindicazioni

Nonostante le sue numerose proprietà benefiche, la Liquirizia può avere alcune controindicazioni:

- **Gravidanza**: L'assunzione di Liquirizia in gravidanza è sconsigliata a causa del suo effetto ormonale di tipo estrogenico.
- **Ipertensione**: Un largo consumo di Liquirizia può causare ipertensione.
- **Malattie cardiache**: La Liquirizia può interagire con alcuni farmaci per la cura delle malattie cardiache. È importante consultare il proprio medico prima di assumere Liquirizia se si è affetti da una malattia cardiaca.
- **Diuretici**: La Liquirizia può interagire con i diuretici, diminuendo la loro efficacia.

Modalità d'uso

La Liquirizia è disponibile sotto forma di:

- **Estratti titolati e standardizzati in glicirrizina al 20%**: Il dosaggio medio consigliato è di 250-500mg 2 volte al giorno.
- **Radice pura**: Può essere utilizzata per preparare tisane o decotti.
- **Confetti e caramelle**: È importante controllare la quantità di Liquirizia contenuta in questi prodotti.

Menta piperita: un alleato fresco con diverse proprietà

La Menta piperita (Mentha piperita L.) è una pianta erbacea aromatica originaria dell'Europa, ampiamente utilizzata nella medicina tradizionale e in Fitoterapia per le sue proprietà benefiche, in particolare per la digestione e il benessere respiratorio.

Composizione chimica: un tesoro di principi attivi

Le foglie di Menta piperita contengono diversi principi attivi:

- **Mentolo**: Il principale componente attivo della Menta piperita, responsabile del suo caratteristico aroma e del suo effetto rinfrescante.
- **Altri composti**: Acetato di mentile, mentone.

Proprietà benefiche: un alleato per la salute e il benessere

La Menta piperita è principalmente conosciuta per la sua azione:

- **Carminativa**: Favorisce l'espulsione dei gas intestinali, alleviando il gonfiore addominale.
- **Colagoga**: Stimola la produzione di bile, favorendo la digestione dei grassi.
- **Antibatterica**: Contrasta la proliferazione di alcuni batteri.
- **Decongestionante**: Aiuta a liberare le vie respiratorie in caso di raffreddore o tosse.
- **Rinfrescante**: Offre una sensazione di freschezza alla bocca e alla pelle.

Precauzioni e controindicazioni

Nonostante le sue numerose proprietà benefiche, la Menta piperita può avere alcune controindicazioni:

- **Gravidanza**: L'assunzione di Menta piperita in gravidanza è sconsigliata.
- **Disturbi gastrointestinali**: La Menta piperita può irritare le mucose gastrointestinali e peggiorare i sintomi di disturbi come ulcere, reflusso esofageo, colite ulcerosa, colite spastica, diverticolosi e diverticolite.

Modalità d'uso

La Menta piperita è disponibile sotto forma di:

- **Olio essenziale**: Il dosaggio medio consigliato è di 10 mg 2-3 volte al giorno, da assumere sotto forma di gocce diluite in acqua o miele.
- **Infuso**: Versare acqua bollente su alcune foglie di Menta piperita e lasciare in infusione per 10 minuti. Filtrare e bere.
- **Caramelle e chewing gum**: È importante controllare la quantità di Menta piperita contenuta in questi prodotti.

Mirtillo nero: un alleato per la vista e la salute

Il Mirtillo nero (Vaccinium myrtillus L.) è un piccolo arbusto originario dell'Europa, ampiamente utilizzato nella medicina tradizionale e in Fitoterapia per le sue proprietà benefiche, in particolare per la vista e la circolazione.

Composizione chimica: un tesoro di principi attivi

I frutti del Mirtillo nero contengono diversi principi attivi:

- **Antocianosidi**: Responsabili del colore blu scuro del mirtillo e delle sue proprietà benefiche sulla vista e sulla circolazione.
- **Altri composti**: Acidi grassi, acido loeanolico, acido ursolico, idrochinone, neomirtillina, tannini.

Proprietà benefiche: un alleato per la salute e il benessere

Il Mirtillo nero è principalmente conosciuto per la sua azione:

- **Astringente**: Contrasta la diarrea e aiuta a tonificare le mucose intestinali.
- **Vasoprotrettrice**: Favorisce la circolazione venosa e migliora la resistenza capillare.
- **Antiossidante**: Protegge le cellule dai danni causati dai radicali liberi.
- **Protegge la vista**: Favorisce la rigenerazione della retina e migliora la visione notturna.
- **Ipoglicemizzante**: Aiuta a ridurre la glicemia.
- **Diuretico**: Favorisce l'eliminazione dei liquidi in eccesso.

Precauzioni e controindicazioni

Nonostante le sue numerose proprietà benefiche, il Mirtillo nero può avere alcune controindicazioni:

- **Allergie**: Non assumere il Mirtillo nero in caso di allergia al mirtillo o ad altri frutti rossi.

Modalità d'uso

Il Mirtillo nero è disponibile sotto forma di:

- **Estratti titolati e standardizzati in antocianosidi al 25%**: Il dosaggio medio consigliato è di 300 mg 1-2 volte al giorno.
- **Succo di mirtillo**: Da assumere puro o diluito in acqua.
- **Confetture e sciroppi**: È importante controllare la quantità di zucchero contenuta in questi prodotti.

Olivo: un prezioso alleato per la salute
L'Olivo (Olea europaea L.) è un albero ben noto per la produzione di olio extravergine d'oliva, ma le sue foglie contengono principi attivi con interessanti proprietà benefiche per la salute.

Composizione chimica: un tesoro di principi attivi

Le foglie di Olivo contengono diversi composti benefici:

- **Composti triterpenici**: Tra cui l'oleaceina e l'oleuropeina, i principali principi attivi dell'Olivo.
- **Altri composti**: Flavonoidi, glucosidi amari.

Proprietà benefiche: un alleato per la salute e il benessere

Le foglie di Olivo sono principalmente conosciute per la loro azione:

- **Spasmolitica**: Rilassa la muscolatura liscia, utile in caso di tosse, asma e dolori mestruali.

- **Broncodilatatrice**: Favorisce l'apertura delle vie respiratorie, facilitando la respirazione.
- **Ipoglicemizzante**: Aiuta a regolare i livelli di glucosio nel sangue.
- **Diuretica**: Favorisce l'eliminazione dei liquidi in eccesso.
- **Ipotensiva**: Aiuta a ridurre la pressione sanguigna.
- **Ipocolesterolemizzante**: Aiuta a ridurre i livelli di colesterolo cattivo (LDL).

Precauzioni e controindicazioni

Nonostante le sue numerose proprietà benefiche, le foglie di Olivo possono avere alcune controindicazioni:

- **Gravidanza**: Non assumere le foglie di Olivo in gravidanza.

Modalità d'uso

Le foglie di Olivo sono disponibili sotto forma di:

- **Estratti titolati e standardizzati in oleaceina o oleuropeina**: I dosaggi non hanno ancora una standardizzazione esatta. È importante consultare un medico o un esperto di fitoterapia per il dosaggio corretto.
- **Infuso**: Versare acqua bollente su alcune foglie di Olivo e lasciare in infusione per 10 minuti. Filtrare e bere.

Papaya: un frutto esotico dalle proprietà straordinarie

La Papaya (Carica papaya L.) è un albero tropicale originario dell'America centrale, ampiamente apprezzato per il suo frutto delizioso e per le sue proprietà benefiche per la salute.

Composizione chimica: un tesoro di principi attivi

Il frutto della Papaya contiene diversi principi attivi:

- **Papaina**: Un enzima proteolitico che facilita la digestione delle proteine.
- **Altri composti**: Caricina, enzima amilolitico, mirosina, peptidasi, vitamine C e E.

Proprietà benefiche: un alleato per la salute e il benessere

La Papaya è principalmente conosciuta per la sua azione:

- **Digestiva**: La papaina facilita la digestione delle proteine, aiutando a contrastare la pesantezza di stomaco e il bruciore di stomaco.
- **Lassativa**: In dosi elevate, ha un leggero effetto lassativo.
- **Antiossidante**: Le vitamine C ed E contrastano l'azione dei radicali liberi, proteggendo le cellule dai danni.
- **Immunostimolante**: La vitamina C aiuta a rafforzare il sistema immunitario.
- **Antinfiammatoria**: La papaina ha proprietà antinfiammatorie che possono

aiutare a ridurre il dolore e l'infiammazione.

Precauzioni e controindicazioni

Nonostante le sue numerose proprietà benefiche, la Papaya può avere alcune controindicazioni:

- **Gravidanza**: Non assumere la Papaya in gravidanza, in quanto la papaina può stimolare le contrazioni uterine.

Modalità d'uso

La Papaya è disponibile sotto forma di:

- **Frutto fresco**: Il modo migliore per consumare la Papaya è fresca, per beneficiare di tutti i suoi nutrienti.
- **Succo di Papaya**: Può essere consumato fresco o diluito in acqua.
- **Estratti titolati e standardizzati in papaina**: Il dosaggio medio consigliato è di 1500 mg al giorno, corrispondenti a 2520 unità FIP.

Pompelmo (olio di semi di Pompelmo): un alleato prezioso per la salute

Il Pompelmo (Citrus maxima L.) è un agrume originario dell'Asia, ampiamente apprezzato per il suo sapore caratteristico e per le sue proprietà benefiche, in particolare per il sistema immunitario e la salute in generale.

Composizione chimica: un tesoro di principi attivi

Il Pompelmo contiene diversi principi attivi:

- **Parte utilizzata: semi e frutto (buccia)**
- **Principi attivi:** Bioflavonoidi (esperidina, neoesperidina, quercetina, apigenina rutoside, canferolo), naringina, polifenoli, vitamina C, aminoacidi, fibre, oli essenziali
- **Attività principali:** Antiossidante, antibatterico, antivirale, antimicotico, immunostimolante, capillaroprotettore.

Benefici dell'olio di semi di Pompelmo

- **Buccia:** Disturbi circolatori degli arti inferiori, alterazioni della funzionalità del microcircolo, fragilità capillare, edemi e ritenzione idrica, sindrome emorroidaria, stati infiammatori.
- **Semi:** Infezioni delle vie urinarie, infezioni del cavo orale, acne, gengiviti, infezioni della pelle, delle unghie e micosi cutanee, infezioni del tratto gastrointestinale.

Precauzioni e controindicazioni

Nonostante le sue numerose proprietà benefiche, il Pompelmo può avere alcune controindicazioni:

- **Interazioni con farmaci**: Il Pompelmo può interagire con alcuni farmaci, come quelli per la pressione sanguigna, gli antistaminici e gli antidepressivi. È importante consultare il proprio medico prima di assumere olio di semi di pompelmo se si stanno assumendo altri farmaci.
- **Fotosensibilità**: L'olio di semi di pompelmo può aumentare la sensibilità della pelle alla luce solare. È importante utilizzare la protezione solare quando si assume olio di semi di pompelmo.

Modalità d'uso

L'olio di semi di pompelmo è disponibile in forma liquida e in capsule. Il dosaggio consigliato può variare a seconda delle esigenze individuali. È importante consultare un medico o un esperto di fitoterapia prima di iniziare qualsiasi trattamento.

Note: L'azione del Pompelmo è stata valutata in studi clinici con estratti titolati e standardizzati al 10% di esperidina mg 100 2-3 volte/die, ed in estratto secco standardizzato dai semi 150-300 mg estratto standardizzato dai semi 2 volte/die dopo i pasti.

Psillio: un alleato per la regolarità intestinale

Lo Psillio (Plantago psyllium L.) è una pianta erbacea originaria dell'Asia, ampiamente utilizzata nella medicina tradizionale e in Fitoterapia per le sue proprietà benefiche, in particolare per la regolarità intestinale.

Composizione chimica: un tesoro di principi attivi

I semi di Psillio contengono principalmente:

- **Glicoside**: Un tipo di zucchero che conferisce allo Psillio le sue proprietà lassative.
- **Mucillagine**: Una sostanza vischiosa che aiuta a trattenere l'acqua e a rendere le feci più morbide.

Proprietà benefiche: un alleato per la salute e il benessere

Lo Psillio è principalmente conosciuto per la sua azione:

- **Lassativa**: Aiuta a regolare il transito intestinale, favorendo la defecazione in caso di stitichezza.
- **Emolliente**: Rende le feci più morbide e voluminose, facilitando il passaggio intestinale.
- **Prebiotica**: Favorisce la crescita dei batteri benefici dell'intestino.
- **Saziante**: Aiuta a controllare il senso di fame, favorendo il controllo del peso.

Precauzioni e controindicazioni

Nonostante le sue numerose proprietà benefiche, lo Psillio può avere alcune controindicazioni:

- **Gravidanza**: Non assumere lo Psillio in gravidanza, in quanto può aumentare il rischio di aborto spontaneo.
- **Ostruzioni intestinali**: Non assumere lo Psillio in caso di ostruzioni intestinali.
- **Interazioni con farmaci**: Lo Psillio può interferire con l'assorbimento di alcuni farmaci. È importante consultare il proprio medico prima di assumere Psillio se si stanno assumendo altri farmaci.

Modalità d'uso

Lo Psillio è disponibile sotto forma di:

- **Semi interi**: Possono essere assunti mescolati con acqua o succo di frutta.
- **Polvere**: Può essere aggiunta a yogurt, frullati o altri cibi.
- **Capsule**: Offrono una maggiore comodità di assunzione.

Il dosaggio consigliato di Psillio può variare in base alle esigenze individuali. In generale, si consiglia di iniziare con un dosaggio basso e di aumentarlo gradualmente. È importante bere molta acqua durante l'assunzione di Psillio per evitare effetti collaterali come la stitichezza.

Ribes: un alleato versatile per la salute

Il Ribes (Ribes nigrum L.), noto anche come Cassis, è un arbusto spinoso originario dell'Europa, ampiamente utilizzato nella medicina tradizionale e in Fitoterapia per le sue proprietà benefiche che variano a seconda della parte della pianta utilizzata.

Composizione chimica: un tesoro di principi attivi

Le diverse parti del Ribes contengono una varietà di principi attivi:

- **Bacche**: Flavonoidi, procianidine, antociani, vitamine.
- **Foglie**: Polifenoli, triterpeni, kempferolo, quercetina, glicosidi della miricitina e dell'isoramnetina.
- **Semi**: Acidi grassi polinsaturi.

Proprietà benefiche: un alleato per la salute e il benessere

Le proprietà benefiche del Ribes variano a seconda della parte della pianta utilizzata:

- **Bacche**:
    - **Azione vasoprotettrice**: Simile al Mirtillo nero, favorisce la circolazione venosa e migliora la resistenza capillare.
    - **Azione antinfiammatoria**: Utile in caso di infiammazioni articolari

Rosa Canina: un tesoro naturale ricco di vitamina C

La Rosa Canina (Rosa canina L.) è un arbusto spinoso originario dell'Europa, ampiamente utilizzato nella medicina tradizionale e in Fitoterapia per le sue proprietà benefiche, in particolare per l'alto contenuto di vitamina C.

Composizione chimica: un tesoro di principi attivi

I falsi frutti maturi della Rosa Canina contengono una varietà di principi attivi:

- **Vitamina C**: La Rosa Canina è una delle più importanti fonti di vitamina C del mondo vegetale.
- **Altri composti**: Beta-carotene, carotenoidi, flavonoidi, pectine, tannini, antociani.

Proprietà benefiche: un alleato per la salute e il benessere

Le proprietà benefiche della Rosa Canina sono principalmente dovute all'alto contenuto di vitamina C:

- **Tutte le attività della vitamina C**: Vasoprotezione, antiossidante, stimolante del sistema immunitario, facilita l'assorbimento del ferro.
- **Azione antiossidante**: I carotenoidi e i flavonoidi potenziano l'azione antiossidante della vitamina C, proteggendo le cellule dai danni dei radicali liberi.
- **Azione astringente**: I tannini aiutano a tonificare le mucose intestinali e contrastare la diarrea.

Precauzioni e controindicazioni

Non eccedere nelle dosi di assunzione.

Modalità d'uso

La Rosa Canina è disponibile sotto forma di:

- **Estratti titolati e standardizzati in vitamina C**: Il dosaggio consigliato può variare a seconda delle esigenze individuali. In generale, si consiglia di assumere un dosaggio sufficiente per apportare circa 120 mg di vitamina C al giorno.
- **Infuso**: Versare acqua bollente sui falsi frutti maturi di Rosa Canina e lasciare in infusione per 10 minuti. Filtrare e bere.
- **Sciroppo**: Ottimo per i bambini.

Note: L'azione della Rosa Canina è stata valutata in studi clinici con estratti titolati e standardizzati in vitamina C al 50%. Il fabbisogno quotidiano di vitamina C è di circa 60 mg per cui per coprire il fabbisogno occorrono 120 mg/die di e.s. di rosa canina. In casi di aumentato fabbisogno si può arrivare al dosaggio di 2 g/die (per avere 1 grammo di vitamina C effettiva).

Olio di Rosa Mosqueta: un elisir di bellezza e salute

L'olio di Rosa Mosqueta (Rosa rubiginosa L.) è un olio vegetale estratto dai semi della pianta, ampiamente apprezzato per le sue proprietà benefiche sulla pelle e per la salute generale.

Composizione chimica: un tesoro di principi attivi

L'olio di Rosa Mosqueta è ricco di:

- **Acidi grassi polinsaturi (AGP)**: Acido linoleico (omega 6) e acido alfa-linolenico (omega 3) in rapporti ottimali.
- **Acidi grassi saturi**: Esenti da colesterolo.
- **Vitamina E**: Un potente antiossidante.
- **Pro-vitamina A**: Si converte in vitamina A nell'organismo.

Proprietà benefiche: un alleato per la pelle e la salute

L'olio di Rosa Mosqueta è principalmente conosciuto per la sua azione:

- **Antiossidante**: Protegge le cellule dai danni dei radicali liberi.
- **Rigenerante**: Favorisce la rigenerazione dei tessuti cutanei.
- **Idratante**: Nutre e idrata la pelle.
- **Antinfiammatoria**: Riduce l'infiammazione e favorisce la guarigione delle ferite.
- **Antiaggregante**: Aiuta a prevenire la formazione di coaguli di sangue.

Benefici specifici:

- **Prevenzione delle malattie cardio e cerebrovascolari**: L'olio di Rosa Mosqueta può contribuire a ridurre il rischio di malattie cardiache e cerebrovascolari grazie alla sua azione antiaggregante e alla presenza di acidi grassi polinsaturi.
- **Trattamento di cicatrici**: L'olio di Rosa Mosqueta è un rimedio naturale efficace per ridurre l'aspetto delle cicatrici, in particolare quelle dovute a chirurgia o acne.
- **Scottature, eczema e psoriasi**: L'olio di Rosa Mosqueta può aiutare a lenire l'infiammazione e a promuovere la guarigione della pelle in caso di scottature, eczema e psoriasi.
- **Malattie autoimmuni**: L'azione antiinfiammatoria dell'olio di Rosa Mosqueta può risultare utile nella gestione dei sintomi di malattie autoimmuni come l'artrite reumatoide o la sclerosi multipla.

Precauzioni e controindicazioni

Non superare le dosi consigliate in gravidanza.

Modalità d'uso

L'olio di Rosa Mosqueta è disponibile in forma pura o come ingrediente di creme e lozioni. Può essere applicato direttamente sulla pelle o aggiunto a prodotti cosmetici per aumentarne le proprietà benefiche. Il dosaggio consigliato è di 3 g al giorno.

Salice: un toccasana naturale con molteplici proprietà

Il Salice (Salix alba L.) è un albero conosciuto fin dall'antichità per le sue proprietà benefiche. La parte utilizzata a scopo fitoterapico è la corteccia, ricca di principi attivi come la salicilina, i flavonoidi e i tannini.

Principi attivi e proprietà: un alleato versatile

Il Salice vanta una serie di proprietà benefiche:

- **Azione antipiretica**: Abbassa la febbre.
- **Azione antiflogistica**: Riduce l'infiammazione.
- **Azione analgesica**: Allevia il dolore.
- **Azione antireumatica**: Contrasta i sintomi del reumatismo.
- **Azione antiaggregante**: Aiuta a prevenire la formazione di coaguli di sangue.

La salicilina, il principale principio attivo del Salice, è un precursore dell'acido acetilsalicilico (aspirina), un FANS (farmaco antinfiammatorio non steroideo) di sintesi.

Avvertenze e controindicazioni

Non assumere il Salice in caso di:

- **Gravidanza e allattamento**
- **Disturbi del tratto gastrointestinale**: Ulcere duodenali o gastriche, reflusso esofageo, colite ulcerosa, colite spastica, diverticolosi, diverticolite.
- **Allergia all'acido acetilsalicilico (aspirina)**
- **Terapie concomitanti con antiaggreganti**

Modalità d'uso

Il Salice è disponibile in diverse forme:

- **Integratori alimentari**: Estratti titolati e standardizzati in salicilina. Il dosaggio consigliato è di 60-120 mg/die.
- **Tintura madre**: Si ottiene dalla macerazione della corteccia in alcool.
- **Decotto**: Si prepara facendo bollire la corteccia in acqua.

È importante ricordare che la Fitoterapia non è un sostituto della medicina tradizionale. Consultare sempre un medico o un esperto di fitoterapia prima di iniziare qualsiasi trattamento, soprattutto in caso di gravidanza, allattamento o condizioni mediche particolari.

Serenoa: un alleato naturale per la salute maschile

La Serenoa (Serenoa repens Small, Sabal serrulata Mutall) è una palma originaria dell'America settentrionale, utilizzata da secoli nella medicina tradizionale per il trattamento di disturbi della prostata. La parte utilizzata a scopo fitoterapico è il frutto maturo, ricco di principi attivi come acidi grassi, fitosterine e resina.

Principi attivi e proprietà: un supporto per la salute maschile

La Serenoa vanta una serie di proprietà benefiche:

- **Stimola la diuresi**: Favorisce l'eliminazione dei liquidi.
- **Attività antiandrogena**: Può aiutare a ridurre la produzione di testosterone, utile nel trattamento dell'iperplasia prostatica benigna (IPB).
- **Attività antiessudativa**: Può aiutare a ridurre l'infiammazione della prostata.

Avvertenze e controindicazioni

Non assumere la Serenoa in caso di gravidanza.

Modalità d'uso

La Serenoa è disponibile in diverse forme:

- **Integratori alimentari**: Estratti titolati e standardizzati in acidi grassi liberi e fitosteroli (beta-sitosterolo, campesterolo e stigmasterolo) al 85-95%. Il dosaggio consigliato è di 320 mg 1-2 volte al giorno.
- **Infuso**: Si prepara con i frutti maturi di Serenoa.

È importante ricordare che la Fitoterapia non è un sostituto della medicina tradizionale. Consultare sempre un medico o un esperto di fitoterapia prima di iniziare qualsiasi trattamento, soprattutto in caso di gravidanza o condizioni mediche particolari.

Soia (Isoflavoni): un alleato per la salute femminile

La Soia (Glycine max L.) è una leguminosa ampiamente consumata in tutto il mondo e apprezzata per le sue proprietà benefiche, in particolare per la salute femminile. La parte utilizzata a scopo fitoterapico è il seme, ricco di isoflavoni, composti vegetali con struttura simile agli estrogeni femminili.

Principi attivi e proprietà: un supporto per la menopausa

Gli isoflavoni della soia vantano una serie di proprietà benefiche:

- **Migliorano la sintomatologia menopausale**: Possono ridurre l'intensità e la frequenza delle vampate di calore, disturbi del sonno e altre manifestazioni tipiche della menopausa.

- **Riducono il rischio di neoplasie**: Studi scientifici suggeriscono un potenziale ruolo protettivo contro il cancro al seno e all'endometrio.

Avvertenze e controindicazioni

Non assumere la Soia in gravidanza. È importante consultare il proprio medico per valutare possibili interazioni con terapie ormonali sostitutive in menopausa.

Modalità d'uso

La Soia è disponibile in diverse forme:

- **Alimenti**: Semi di soia, latte di soia, tofu e altri prodotti derivati.
- **Integratori alimentari**: Estratti titolati e standardizzati al 40% di isoflavoni (daidzeina e genisteina). Il dosaggio consigliato è di 60-80 mg/die.

È importante ricordare che la Fitoterapia non è un sostituto della medicina tradizionale. Consultare sempre un medico o un esperto di fitoterapia prima di iniziare qualsiasi trattamento, soprattutto in caso di gravidanza o condizioni mediche particolari.

Tarassaco: un toccasana naturale per la salute

Il Tarassaco (Taraxacum officinale Weber), conosciuto anche come "dente di leone", è una pianta officinale diffusa in tutto il mondo e apprezzata per le sue numerose proprietà benefiche. Le parti utilizzate a scopo fitoterapico sono le radici e le foglie, ricche di principi attivi come amari, inulina, vitamine e minerali.

Principi attivi e proprietà: un alleato per il benessere

Il Tarassaco vanta una serie di proprietà benefiche:

- **Stimola le secrezioni gastriche**: Favorisce la digestione.
- **Stimola l'escrezione di bile dal fegato**: Migliora la funzionalità epatica.
- **Stimola la diuresi**: Promuove l'eliminazione dei liquidi in eccesso.
- **È una fonte di vitamine A e C**: Importanti per il sistema immunitario e la salute della vista.

Avvertenze e controindicazioni

Non assumere il Tarassaco in gravidanza.

Modalità d'uso

Il Tarassaco è disponibile in diverse forme:

- **Tisana**: Si prepara con le foglie essiccate.
- **Estratto secco**: In capsule o compresse.
- **Succo fresco**: Dalle foglie fresche.

Il dosaggio consigliato di estratto secco è di 100-300 mg 2-3 volte al giorno.

È importante ricordare che la Fitoterapia non è un sostituto della medicina tradizionale. Consultare sempre un medico o un esperto di fitoterapia prima di iniziare qualsiasi trattamento, soprattutto in caso di gravidanza o condizioni mediche particolari.

Il tè verde: un elisir di salute e bellezza

Il tè verde (Camelia sinensis L.) è una bevanda ampiamente diffusa in tutto il mondo, apprezzata non solo per il suo sapore delicato ma anche per le sue numerose proprietà benefiche. La parte utilizzata a scopo fitoterapico è la foglia, ricca di principi attivi come i polifenoli, la caffeina, la teobromina, le saponine e vitamine del gruppo B.

Principi attivi e proprietà: un toccasana per il corpo e la mente

Il tè verde vanta una serie di proprietà benefiche:

- **Azione antiossidante**: Contrasta l'azione dei radicali liberi, proteggendo le cellule dai danni e rallentando l'invecchiamento.
- **Azione astringente**: Favorisce la tonificazione della pelle e dei tessuti.
- **Azione antinfiammatoria**: Può aiutare a ridurre l'infiammazione in diverse parti del corpo.
- **Azione antiseborroica**: Aiuta a regolare la produzione di sebo, utile per contrastare l'acne e la pelle grassa.

Avvertenze e controindicazioni

Non assumere il tè verde in gravidanza. Un consumo eccessivo di tè verde può causare effetti collaterali come ansia, insonnia e irritabilità.

Modalità d'uso

Il tè verde è disponibile in diverse forme:

- **Foglie essiccate**: Per preparare la tisana.
- **Estratto secco**: In capsule o compresse.
- **Infuso in bustine**: Pratico e veloce da preparare.

Il dosaggio consigliato di estratto secco è di 100-200 mg 2-3 volte al giorno.

Uncaria: un alleato naturale per il sistema immunitario

L'Uncaria tomentosa (Uncaria tormentosa Willd D.C.), nota anche come "artiglio di gatto", è una pianta rampicante originaria dell'Amazzonia, utilizzata da secoli nella medicina tradizionale per le sue proprietà benefiche. Le parti utilizzate a scopo fitoterapico sono le foglie, le radici e la corteccia, ricche di principi attivi come glucosidi triterpenici, tannini e alcaloidi.

Principi attivi e proprietà: un supporto per le difese immunitarie

L'Uncaria vanta una serie di proprietà benefiche:

- **Azione antinfiammatoria**: Può aiutare a ridurre l'infiammazione in diverse parti del corpo.
- **Azione immunostimolante**: Può aiutare a rafforzare il sistema immunitario e aumentare le difese dell'organismo.

Avvertenze e controindicazioni

Non assumere l'Uncaria in gravidanza. L'Uncaria può interagire con alcuni farmaci, quindi è importante consultare il proprio medico prima di iniziare qualsiasi trattamento.

Modalità d'uso

L'Uncaria è disponibile in diverse forme:

- **Estratto secco**: In capsule o compresse.
- **Tintura madre**: Si prepara con la corteccia o le radici della pianta.

Il dosaggio consigliato di estratto secco è di 100-500 mg/die.

Uva Ursina: un toccasana naturale per le vie urinarie

L'Uva Ursina (Arctostaphylos uva ursi Sprengel), conosciuta anche come "uva ursina", è una piccola pianta rampicante con bacche rosse. Le sue foglie sono utilizzate a scopo fitoterapico per le loro proprietà benefiche, in particolare per il benessere delle vie urinarie.

Principi attivi e proprietà: un alleato per la salute del sistema urinario

L'Uva Ursina vanta una serie di proprietà benefiche:

- **Attività disinfettante delle vie urinarie**: Aiuta a contrastare le infezioni acute e croniche del tratto urinario, grazie all'azione dell'idrochinone, un metabolita dell'arbutina, il principale principio attivo della pianta.
- **Azione diuretica**: Favorisce l'eliminazione dei liquidi in eccesso.
- **Azione astringente**: Può aiutare a ridurre l'infiammazione e il bruciore associati alle infezioni urinarie.

Avvertenze e controindicazioni

Non assumere l'Uva Ursina in gravidanza e in soggetti con ulcere duodenali o gastriche. L'Uva Ursina può interagire con alcuni farmaci, quindi è importante consultare il proprio medico prima di iniziare qualsiasi trattamento.

Modalità d'uso

L'Uva Ursina è disponibile in diverse forme:

- **Estratto secco**: In capsule o compresse.
- **Tintura madre**: Si prepara con le foglie essiccate della pianta.
- **Infuso**: Si prepara con le foglie essiccate della pianta.

Il dosaggio consigliato di estratto secco è di 200 mg 4 volte al giorno.

Vite rossa: un elisir di giovinezza per le vene

La Vite rossa (Vitis vinifera L.) è una pianta ampiamente diffusa in tutto il mondo, conosciuta principalmente per la produzione del vino. Tuttavia, le foglie, la buccia del frutto e gli acini della Vite rossa sono ricchi di principi attivi benefici per la salute, in particolare per la circolazione sanguigna.

Principi attivi e proprietà: un toccasana per il sistema circolatorio

La Vite rossa vanta una serie di proprietà benefiche:

- **Azione vasoprotettrice**: Rafforza le pareti dei vasi sanguigni, migliorando la circolazione venosa e linfatica.
- **Protezione degli endoteli**: L'endotelio è lo strato interno dei vasi sanguigni. La Vite rossa aiuta a proteggere l'endotelio dai danni causati dai radicali liberi.
- **Azione antiossidante**: Contrasta l'azione dei radicali liberi, proteggendo le cellule dai danni e rallentando l'invecchiamento.

Avvertenze e controindicazioni

Non assumere la Vite rossa in gravidanza. La Vite rossa può interagire con alcuni farmaci, quindi è importante consultare il proprio medico prima di iniziare qualsiasi trattamento.

Modalità d'uso

La Vite rossa è disponibile in diverse forme:

- **Estratto secco**: In capsule o compresse.
- **Tintura madre**: Si prepara con le foglie essiccate della pianta.

Il dosaggio consigliato di estratto secco è di 100-400 mg/die.

Withania: un alleato naturale per il benessere

La Withania somnifera, conosciuta anche come Ashwagandha, è una pianta originaria dell'India utilizzata da secoli nella medicina tradizionale. La parte utilizzata a scopo fitoterapico è la radice, ricca di principi attivi come withanolidi, flavonoidi e withaferina A.

Principi attivi e proprietà: un toccasana per il corpo e la mente

La Withania vanta una serie di proprietà benefiche:

- **Azione analgesica, antinfiammatoria e antireumatica**: Può aiutare a ridurre il dolore, l'infiammazione e la rigidità articolare.
- **Azione protettiva contro le ulcere provocate dai FANS**: Può aiutare a proteggere la mucosa gastrica dai danni causati dai farmaci antinfiammatori non steroidei (FANS).
- **Azione preventiva sulla leucopenia da radioterapia**: Può aiutare a ridurre il rischio di diminuzione dei globuli bianchi durante la radioterapia.
- **Altri possibili benefici**: Studi suggeriscono che la Withania possa avere effetti positivi sulla salute mentale, sulla memoria e sulla fertilità.

Avvertenze e controindicazioni

Non assumere la Withania in gravidanza. La Withania può interagire con alcuni farmaci, quindi è importante consultare il proprio medico prima di iniziare qualsiasi trattamento.

Modalità d'uso

La Withania è disponibile in diverse forme:

- **Estratto secco**: In capsule o compresse.
- **Polvere**: Può essere aggiunta a frullati, yogurt o altre preparazioni.

Il dosaggio consigliato di estratto secco è di 200-400 mg 2-3 volte al giorno.